創造一個心理病態

七種最危險的暗黑心靈

MAKING A PSYCHOPATH

MARK FREESTONE

馬克・佛里史東——著 林金源——譯

目錄

寫在本書之前

本書所描述的事件，是根據作者的經驗和回憶而寫成。為了保護病患的機密和同事的隱私，書中個案的名字和可供辨識的特徵，都已經過更改或變異。除了公開的案例，我所描述的個案研究並非根據任何一位特定病患或個人，而來自我在監獄和安全戒護醫院裡種種經驗混合而成的人物。

雖然我賦予每個人物一個名字，例如「保羅」，但這是為了便於敘述，而非代表某一個人。當中若有雷同，純屬巧合。這不是一本關於被描述者的書，而旨在探討我們能從這些人的身上學到什麼，以及他們如何形塑我們治療心理病態者的方式。

作者序

「我們有個角色需要你的幫忙。」電話來自一個描寫女性殺手的電視節目。而這個女殺手，同時也是一名心理病態者。

我慢慢用手掌托著腮，幸好電話另一頭那位可愛且好心的人看不見我的樣子。

「嗯……」我支支吾吾，試著不要發出太大的嘆氣聲。

大家都知道（不是嗎？）女性鮮少是心理病態者，而且幾乎絕不會是殺手。別的不說，男性殺手與「殺戮遊戲」更加脫不了關係，而且這類角色還傾向於賦予「猖獗的厭女症」一詞可怕的新意義。

不過先等等：我們不是有烏爾麗克．邁因霍夫？布麗姬特．莫因豪普特和艾琳．烏爾諾斯？*她們都是女性，而且還殺了許多人——至少是因為政治因素。至少是吧。所以也許我可以這麼處理：一位遭到誤解、處境孤立的怪人，被某個奇怪的社會邊緣團體給招募了。

「我們還希望她充滿魅力，而且性感。」

我發出怪聲，彷彿有人為了準備一份關於莎士比亞的A級英語報告，花了兩年時間研讀，結果翻開考卷時，卻發現是有關艾蜜莉．狄金生（Emily Dickinson）的試題。我必須讓這份願望清單變成一個真正具有可信度的心理病態者。說到底，我何苦跟電視台打交道？

＊＊＊

這個故事的緣由得回溯到二〇〇〇年代初期，那時我拿到剛出爐的社會學博士文憑，獲得了一些研究資金，在英格蘭和威爾斯從事「危險與嚴重人格疾患」（Dangerous and Severe Personality Disorder，簡稱DSPD）相關計畫的研究。DSPD計畫對於治療有嚴重人格疾患的人應當是一個光明的新希望，尤其是對反社會人格疾患和心理病態者來說。當時人們對於治療的成效極為樂觀，帶著看似健康的傲慢心態：世界上不曾有國家政府設法以可靠的方式來治療心理病態者，但那只是因為，我們英國人還不曾以這種規模進行嘗試。[1]

二〇〇二至二〇〇五年期間，英國監獄和醫院中有四個新的特殊高安全規格單

＊譯注：烏爾麗克・邁因霍夫（Ulrike Meinhof）是一名德國左翼恐怖分子兼記者。一九七〇年，她建立了左翼恐怖組織紅軍派。一九七二年被捕，並以謀殺罪和與犯罪組織有關起訴。定罪前，她在獄中上吊自殺。布麗姬特・莫因豪普特（Brigitte Mohnhaupt）是德國人，她曾被定罪為與第二代紅軍派成員有關聯的恐怖分子，也是社會主義患者組織的成員。從一九七一到一九八二年一直活躍在英國皇家空軍。艾琳・烏爾諾斯（Aileen Wuornos）為美國女性連續殺人犯，一九八九至九〇年間連續劫殺七名男性嫖客，而有「首名女性連續殺人犯」、「公路流鶯」、「死亡女子」的稱號。她於二〇〇二年被注射死刑。

位——為了英國某些最危險、最不受控制的族群……還有我——而開設，此舉反駁了那些經驗豐富的精神病學家和心理學家立論中肯的重要聲明。二〇〇四至二〇一三年間，我在這些新單位裡任職，與數以百計的囚犯和工作人員交談，試著瞭解這套系統的本質，以及它要如何有所進展。當時，我既不是司法心理學家，也不是精神病學家，一開始我對於心理病態者是怎麼一回事並沒有真正的認識，我得從頭學習，是什麼原因讓這些囚犯與眾不同。

這些年當中，我從那些被診斷出心理病態的人，以及透過DSPD計畫和其他活動，還有那些勇於自願與他們共事的人身上，獲得大量的經驗。其中有些工作是正式的工作，包括與囚犯和病患會面，以便在心理學家或精神科醫師的監督下進行評估或治療；有些工作是為了從事我自己的研究。有些工作則是非正式的工作，包括與接受看護的病患及工作人員會面，聊聊馬路消息、下下棋，或者和被收容者一起彈吉他。

由於受邀參與電視劇《追殺夏娃》（*Killing Eve*）的製作，我貢獻出我與心理病態者相處的經驗，他們其中的一些個案以某種形式進入這個系列節目中，幫助編劇們形塑故事和人物，結果讓我再度回憶起這些經驗。不知怎的，薇拉內爾（Villanelle）

成為一個極具說服力的角色。

不管在電視劇系列或者路克．詹寧斯（Luke Jennings）的原著小說《薇拉內爾》中，薇拉內爾都是一個非常可怕的人物：缺乏溫度、同理心、人際關係技巧、謙遜的態度以及真正的情感，她殺人不只是為了錢，也因為她認為殺人是一件樂事，或者根本是因為與其忍受人際關係，不如把人給殺了更加省事。然而，她具備引人入勝的某種特質：或許是人們認同她的部分性格，又或者，人們欣賞她所帶來的混亂。

當然，薇拉內爾是個虛構的人物。儘管我們試著使她盡可能地貼近真實，但我明白我經歷的故事能夠提供一個窗口，讓人窺見與心理病態者互動，會是什麼情況；也能藉此顯示所有的心理病態者，並非全部都一個樣。心理病態犯罪人確實會做出某些最暗黑的事，這些事情讓大多數人光是想像就覺得有罪惡感。然而關於心理病態者，有幾件事是我絕對確信的，其中一件是，心理病態的本身，並非是做任何事的理由或動機。

我希望本書能讓那些被薇拉內爾和類似角色激起興趣的人，無論是什麼樣的興趣，有機會多瞭解一下被我們稱為「心理病態者」這種備受誤解的疾患。本書共有七章，每章說明一種類型的病患，我有意展現心理病態犯罪人在背景、性格和危險程度方面的多樣化。從令人恐懼的暴力幫派頭頭，到最後總是傷害其幫助者的男人。本書中的人物有一個共通點，那便是他們都對別人至少做了一件非常可怕的事，而且不太能明白，為何社會對於這件事如此大驚小怪。

引言

這個世界還需要另一本講述心理病態者的書嗎？*畢竟，我們似乎已經聽過或讀過關於這些嚴重被誤解的族群的一切事蹟。他們是否生來就邪惡？他們是被墮落或虐待的家庭動力所創造出來的？為何有些心理病態者會構成如此令人信服的虛構角色？我的前妻或老闆是否也是心理病態者？

* 作者注：我在本書中使用「心理病態」一詞，而非「心理變態」，以公平描述那些所謂「被診斷出心理病態疾患的人」，目的是為了讓行文簡潔和用詞中立。如果有任何人因此被冒犯，我在此表達歉意，但我希望讀者也能看出我瞭解其間的重大區別。

我並非一個能診斷和治療精神疾患的精神科醫師，也不是研究心理、大腦和罪犯行為的司法心理學家，不過我曾與上述兩個領域中某些最具影響力和經驗的專業人士接觸與合作。我的背景有些不同：我起初接受社會學的訓練，這門學科主要著眼於關係和社會互動的模式，而鮮少處理個人問題。然而，我曾在安全戒護醫院和社區中直接與心理病態的犯罪人共事，時間超過十五年。我曾與心理病態者同桌吃飯，和他們一起哭、一起笑。我見過他們流血，還有一次目睹他們的死亡。他們操縱過我，我大概也操縱過他們。我們之間有過許多對話——我通常是聆聽者——有些話不該是某個人類會對另一個人類所說的話。

我在這段期間從事研究、進行評估和管理治療團體，建立了關於心理病態者如何與人互動的豐富經驗，並且，我對於精神病學和司法心理學看待心理病態者的方式，斷然產生了懷疑。如今我任職於某個精神病學部門，該部門以從生物心理學的基礎去理解精神疾患而自豪。這意味著，在思考精神疾患時，我們會試著去理解環境對於人們養成各種樣貌的影響力。如此的態度對治療計畫的規劃至關重要，因為這有助於說服精神疾病患者他們有實在的理由做出改變，以及避免這個社會再度創造出形成創傷、虐待或忽視他們的童年環境。

我相信若要瞭解一個人，我們應該泰半著重在關係上，而非特質和診斷；因此我認為關於這些嚴重被誤解的人格，我可以提供一種稍微不同的觀點。心理病態者並非活在一個孤立的狀態：他們的失調，表現在他們理解事物和與人互動的方式，以及他們所形成的關係上。我有時會問學生一個問題，那便是，心理病態者能否在遠離其他人的荒島上生存？我的回答如下：他們絕對辦得到。舉例來說，被診斷出思覺失調症或失智症的人，不太可能獨自應付如此孤立的情況，他們很可能會因此喪命。不過我認為心理病態者可以活得很好。

心理病態者何以如此，以及他們是否能夠做出改變，對此我也希望提供一些清楚的解答。關於「心理病態者」這個用語的含義，以及治療是否總讓他們變得更糟而非更好，存在著太多相互矛盾的論述。對於精神失調的人，我們有一種難以去除的誤解，這種誤解部分來自於，我們傾向於認為，心理病態是對某種超級大壞蛋所做的注解，我們相信他們道德淪喪，嫺熟地操縱別人，全然不擇手段——這正是我打從二〇〇四年開始在有安全戒護的心理健康部門任職時，所抱持的最初看法。事實上，若干年的經驗已經讓我知道，實際情況沒有那麼戲劇化，而且或許更加令人感到不安：絕大多數的心理病態者，根本不是什麼厲害的專家，當然也不像湯瑪斯・哈里斯（Thomas Harris）筆下的漢尼拔・萊克特（Hannibal Lecter）醫師那樣，是個聰明絕頂的操控大師。他們其實是因為遺傳方面的壞運氣（這在統計上相當罕見），結合了情感上、身體上或經濟上匱乏的養成環境，才導致缺少了身為人類的某些最基本的社交技巧、推理和情感反應的能力。這正是我想要指出的——各種造成心理病態的原因。

我想指出，「心理病態者」是一個過於狹隘的用語，無法涵蓋被貼上這個標籤的人們的多樣性。我想要強調的是創造出心理病態者及其「容器」——監獄和程度較輕微的精神病院——的那種不正常環境，這些環境使得他們的社交和個人功能失調，讓他們得以磨練出操縱和施虐的技巧。

本書中的匿名個案研究，每個案例都融合了我在職業生涯中曾遭遇的一些人物，我希望它們有助於使心理病態者給人的印象變得人性化，並幫助讀者瞭解，為何要他們形成一般人視為理所當然的社交和情感關係，是如此的困難。

我想知道從道德的角度來論斷心理病態者，是否是件公平的事；還有在我們之間，包括專業人士和一般大眾，是否存在著某種程度的共謀關係，將心理病態者放逐到人類的垃圾箱中。我認為，在心理衛生和刑事司法體系中任職的專業人士，往往對心理病態者採取比較不費力和比較有吸引力的評判性觀點，也就是，將他們視之為「不可能復原」或「天生邪惡」的結果。如此一來，當事情出了差錯，而某人因為違反專業倫理，導致自己被心理病態者操縱而丟掉工作時，我們可以安慰自己說，心理病態是遺傳畸變的結果，我們對此無能為力，只能被恐嚇或被控制云云。同樣的，如果臨床醫生也對於心理病態者感到束手無策，這於是變成一種自我實現的預言：「因為我幫不了你的忙，所以你必定是個壞蛋。」[1]

由於心理病態者的暴力、操縱和控制狂行為的傾向，你會發現和他們共事，鮮少是件直截了當或令人滿意的任務。心理病態者往往比其他的犯罪人更常成為累犯。某項研究說，高達百分之九十的心理病態犯罪人，會在二十年內再度因暴力而定罪。[2] 跟他們相處，努力勤奮和堅持的態度，經常換來失望和挫折，以及有時是埋怨不已，或是對你的出身的生動問候。

本書描述我在職涯中曾經遭遇的人們的綜合體，當中有些人曾公開露面，包括丹尼，他對自己造成的危險性，更甚於對其他人；艾迪有過可怕的施暴史，但他已經遠離那樣的生活，並找到同理心且痛改前非；至於安琪拉，或許比起我所描述的任何男性更加令我驚駭。書中的每個故事都以某種方式挑戰了我們對心理病態者的誤解，而且可以提供給你關於心理病態的不同觀點，去對應當我們使用這個用語時，心中所想到的那種人。

第一章　心理病態的面具

「心理病態」是過去三十年來，司法精神醫學和心理學領域最重要和最常被研究的題目之一，儘管如此，我們對於心理病態的瞭解卻少得可憐。在某種程度上，這是有道理的，因為心理病態者並不常見，他們最大的族群出現在刑事司法體系。再者，在監獄和法務醫院進行深入的研究，絕對是件複雜的工作，不僅所費不貲，而且往往徒勞無功。

當然，更別說監獄裡大多數的心理病態者可能對這類研究感到相當厭煩、甚至覺得很變態，這意味著他們當中的某些人對於參與研究全然不感興趣，畢竟，他們能從中獲得什麼好處呢？也有人會將這些研究計畫視為一個機會，讓他們在特定且通常有利的觀點下呈現自己，而這樣的觀點並無實際的基礎。又或者，他們只是撒下令人難以置信的彌天大謊，在研究者試著用社會規範來強壓他們想放聲大叫、嘲笑或掌摑（或以上皆是）他人的衝動時，盡情欣賞著研究者展露的侷促不安。

說起來有些慚愧，因為在二〇〇〇年代初期，許多研究進展的取得，來自於嘗試瞭解心理病態者可能存在著不同的類型，以及使用單一術語來描述所有心理病態者的這種情況，已經變得越來越有疑義的情況下發生。

我想要梳理一下「心理病態者」，是一個人或被診斷出「心理病態」的意義。這些用語指涉的是很固定的概念，從幾乎每個呈現單一面貌壞蛋（或壞女孩，後者居多）的電視節目中，我們可以立即辨認出這樣的人。但事實上，被診斷出「心理病態」的人，彼此間可能在幾個重要層面上有著重大的差異。瞭解到這點，以及情況何以如此，能讓你稍稍做好準備，去面對接下來各章中出現的種種人物樣貌——心理病態者所戴上的，或者我們投射在他們身上的，各式各樣的「面具」。

一萬五千個有名無實的心理病態者

同一個診斷如何能代表許多事情？首先，我們可能得思索一下，全世界的司法心理學家和精神病學家所使用的心理病態標準評估準則——「心理病態測評量表修訂版」（Psychopathy Checklist, Revised〔PCL-R〕）。[1]這個量表包含二十個與心理病態特質有關的項目，每個項目的評估值介於零到兩分之間。如果我們使用美國所採取比較保守的門檻，一個人需要在PCL-R量表上得到三十分，才會被診斷為「臨床上的心理病態者」。這意味著如同朗森（Jon Ronson）在他那本談到PCL-R的好書《心理病態檢測》（*The Psychopath Test*）中所指出的，共有一萬五千五百零四個不同項目的組合，會導致某人符合這個門檻，[2]而每個組合代表了不同特質的不同群集。也就是說，你有超過一萬五千個不同的方式可以成為一名心理病態者。

讓事情變得更複雜的是，PCL-R中存在著兩個非常不同的群集或因素。其一是涉及反社會行為特質或人格特點的群組，包括容易衝動、缺乏行為控制力、有犯罪念頭等。擁有這組特質的人，往往在成年初期就展現出反社會行為，包括毒癮、惹事生非、破產、無家可歸，以及衝動做決定的傾向。然而，到了約三十歲時，他們的犯罪傾向和反社會行為似乎會被「耗盡」[3]，且多半會停止這種犯罪或自我毀滅的行為。

第二個群組通常也具備這種反社會傾向，但還具備了另一套人格特質，例如麻木不仁、情感淺薄，以及對於自己的所作所為缺乏悔意。這些特質往往隨著時間而變得更明顯，並且具有遺傳上的基礎，[4]終其一生，這些特質都不會真正改變。[5]也就是說，這個群組裡的人，永遠無法充分找到同理他人的方式或者瞭解情感，同時意味著，如果沒有接受治療，當他們存在於社會中，就絕無可能真正地「安全」。

心理病態研究所面臨最大的問題之一，在於心理病態者是否必然也是個犯罪者。克萊克利（Hervey Cleckley）是第一位詳細寫到心理病態者的精神病學家，他的《精神健全的面具》（*The Mask of Sanity*）一書[6]出版於一九四一年，書中在描述心理病態時，並未具體說明任何關於犯罪或暴力的事。事實上，他對心理病態的理解，迥異於我們現今的理解。克萊克利相信，心理病態者並非冷酷或工於算計的罪犯，而是「在道德上產生了錯亂」，亦即他們沒有能力明辨是非，因此變得像患有思覺失調症等精神疾病的人那樣「瘋狂」，只不過，他們的瘋狂是來自於與道德推理有關、而非與知覺有關的腦區所影響。

然而，克萊克利表示，心理病態者的瘋狂，會被將之隱藏的「社會意識面具」給「遮蔽」住，因此可以有效的欺騙周遭的人，讓人們誤以為他們神志正常。他們無法從錯誤中學習，也不會因傷害他人而感到懊悔；或者，他們也無法同理別人的情感，或透露出內心深處的混亂，這使得他們被標示為一名「心理病態者」。

儘管克萊克利認定「缺乏悔意」是心理病態的核心，但他沒有讓心理病態與「犯罪」劃上任何等號。直到一九八〇年，海爾（Robert Hare）的心理病態量表問世，兩者才建立起關聯。這個量表以克萊克利的成果作為基礎，但具備了幾項優點[7]：海爾以量表形式提供了明確且可以測量的準則、而非概念式的理論描述。這個量表可以量測出心理病態程度的高低。對應用心理學領域有理解的人，都會知道這是一件多麼重要的事，一旦概念「可以檢測」，便能運用於臨床實務，還有——在這種量測方法涉及犯罪和心理失調的情況下——法務和刑事工作。

隨著第二版量表PCL-R[8]問世，海爾做了一件此後讓人們對於心理病態的理解產生分歧的事：他將犯罪與行為傾向融入於量表中。在許多方面，這是個重大決定，因為它讓這個量表能在法庭上發揮用途；它不光是一種臨床狀態的評估，還是一種混合的量測方式，能用來公正評估被定罪的犯罪人再犯的可能性。然而，這也導致我們對於心理病態者的看法產生了重大的轉變，從視他們為具備類似於瘋狂的道德缺陷的人，到根本上就視他們為罪犯。這都是由於他們具備了情感和思考方面的缺陷，因此更容易去犯罪，或是具有犯罪傾向。

不同的大腦構造？

如今我們找到更多關於心理病態的成因，以及心理病態如何顯露在心理病態者的大腦和基因的研究。我們也知道，並非所有心理病態者都必然是個犯罪者。讓我們先來檢視大腦。二十一世紀初期問世的高品質腦部造影設備顯示，心理病態者的兩個特定腦區與無心理病態者的腦區，有著重大的差異。這些腦區涉及特定種類的情緒和認知處理。這兩個腦區，一個是前額葉皮質，它的形狀如同半月，緊鄰於額頭後方，佔據了額葉的大部分區域。

心理學系一年級的學生幾乎都上過一堂關於蓋吉（Phineas Gage）案例的課。蓋吉是十九世紀的一位美國鐵路修築工頭，他在工作時，被一根填實火藥的樁搗棒——兩公尺長的鐵棒——貫穿了眼窩，但他不但倖存了下來，還保住近乎完整的認知能力。然而，這根鐵棒重創了蓋吉的前額葉皮質[9]，使他的性格完全改變了！他變得易怒且好鬥，儘管他可以順利融入社會，在傷勢恢復之後，還保有一份工作。[10]

同樣的，我也曾與被診斷出「器質性」人格障礙的病患互動：這代表進行診斷的醫師相信，他們已經將心理病態或社會病態的成因，限縮至神經學的因素。與我共事的這位病患，他出生時遭遇嚴重的難產，因為醫師使用產鉗而造成額葉的損傷。（這種事鮮少發生，在英國，分娩時造成腦部損傷的機率約僅有千分之五，多半是因為嬰兒腦部缺氧，[11]而非直接的物理傷害。）我的病人表現出嚴重的失調行為，他能正常說話並顯示良好的智能發展（擅長下棋），卻幾乎無法做出理性的決定，或按照決定行事。他每每為此陷入近乎歇斯底里般的情緒，包括暴怒、絕望、興高采烈、蔑視、內疚、憤怒、傷心，這一切都在幾分鐘之內發生。

這是因為前額葉皮質和鄰近的眼窩額葉皮質，支配了我們依據現有資訊做出良好決定的能力，尤其當我們未能遵守社會規範（如違反法律），而預期社會將如何反應時。[12]心理病態者的這些腦部位——在蓋吉的身上付之闕如或嚴重受損——顯示出明顯較低的活絡狀態。[13]換言之，這個腦區的神經元在腦部造影機顯示的亮度低於一般值，這代表活性較低，而且似乎造成當事者無法從經驗中學習事物。

心理病態者身上第二個與常人不同的腦區，是杏仁核。這個小小的構造位於腦部的核心區域，就在腦幹的正上方，我們稱之為「邊緣」系統的部位。杏仁核與許多腦區密切相關，被認為對處理和瞭解情緒的能力，扮演了關鍵的角色。我說「認為」，是因為這個腦區位於頭顱底部灰質的深處，目前並無幸運的軼聞式證據（如蓋吉的案例）來幫助我們斷定它的確切用途。

任何刺穿杏仁核的損傷幾乎都會致命，因為周圍的腦組織負責了維持呼吸和心臟跳動等至關重要的事。我們所能進行的只有觀察，這些研究顯示杏仁核活性低的人——這是相當籠統的概念，因為我們不知道何等程度的活性才算「正常」——與難以從臉部辨認情緒的問題有關，尤其是恐懼、厭惡或悲傷。[14]無法辨認情緒的人，顯然會有表達悔意或同理別人的困難，因為他們甚至不明白這些是必要的反應。在那裡，我們發現心理病態者核心之處的「空白」。

碰觸那片空白

綜上所述，我們有相當充分的證據（即便不是決定性證據）可以證明，心理病態者的大腦構造和常人有些不同，這意味著他們無法估算風險，或辨認他人的情緒並做出回應。然而，即便這些腦區嚴重異常的人，也能過著完全健康正常的生活。這讓我想到另一個有趣的案例：知名美國神經心理學家詹姆斯．法隆（James H. Fallon）。

法隆是在神經心理學領域有傑出表現的居家好男人。我強力推薦他的著作《天生變態》（*The Psychopath Inside*），這本書述說了他精采迷人且令人不安的自身經驗，以及他那令人信服的TED演說。長話短說，法隆曾利用PET掃描（早期的磁共振造影技術）進行了一些標準研究，他注意到某個掃描結果顯示出個案的杏仁核、前額葉皮質和邊緣系統區域的活性異常低落。「哈，這傢伙是標準的心理病態殺人犯！」他輕率地想著，結果卻發現這個案主來自理應「正常」的控制組。當他查看病患的身分，才發現，該名健康的對照者名為「法隆博士」——這位神經科學家本人，竟然是心理病態者。後來法隆找出他的家譜，確認了他有幾位先祖是殺人犯，而且很可能就是心理病態者。接下來，他又分析自己的DNA圖譜，顯示他擁有「戰士」型MAO-A基因，這是一種不尋常的基因圖譜，通常出現在犯過數樁謀殺罪的人身上。

法隆的家人向來注意到他是個情感淡漠的人，他不在意社交細節，而且出了名的脾氣火爆。但此研究結果揭露之前，他可是學術圈極為重要的人物，而且已經在發展完善的神經科學領域建立起他的權威地位。神經科學是門困難的學科，你不可能靠著「花言巧語」而當上神經科學家（相信我，我試過），而需要瞭解生理學的專門技術和複雜的研究技巧、明察秋毫的雙眼、思考抽象問題的能力，以及極高度的耐心。這些條件通常與心理病態者，以及那些我曾與之共事的病患或囚犯沾不上邊。

法隆在專業領域的地位是如此舉足輕重，因此他擁有心理病態者的基因和生理學特質的這個消息，並沒有實際傷害到他的職涯，除了讓他獲得撰寫一本書的合約，以及大量的媒體關注。他在某次的訪談中解釋：「我知道我有些毛病，但我不在乎……我才不鳥它。」

這便是心理病態的第一個面具：並非所有的心理病態者表現出來都一樣，有些根本無法分辨。法隆的案例凸顯了關於犯罪型心理病態的本質及成因的某些重要問題，還有為何他具備了這些基因和腦部構造，卻沒有在心理病態檢測量表上達到標準。的確，腦部構造和基因扮演了某種角色，不過經驗告訴我，曾與我共事的那些人，他們的經歷還是存在著一些明確的規律性。我之所這麼說，是因為我從未遇見過任何一位心理病態的犯罪人，來自一個近乎完美的背景。

有些心理病態者出身相當優渥或表面看似健全的家庭，然而一旦深入瞭解，總會發現有什麼事情出了差錯。最明顯的，也許是家長有酗酒問題或父母之間暴力相向，而較隱微的，則包括父母偏心，寵愛分配不均，一個孩子受寵而另一個遭到忽視；或者是家庭管理上太相信紀律，而忽略了人與人之間的情感連結。

這些破裂關係影響到父母與子女之間不可或缺的連結或「依附」[15]，意味著孩子不清楚自己應該扮演的角色，或者該展現的行為舉止。似乎當孩子的身分意識和安全感不足或扭曲，他們的基因和性格在與環境的互動下，就會成為培養犯罪型心理病態者的溫床。

最近有人質疑我所說的這個理論，並引用美國連續殺人犯泰德・邦迪（Ted

Bundy）為例。邦迪普遍被認為是一名心理病態者[16]，但他擁有「正常的」出身背景。然而如果仔細探查，你會發現邦迪的早年生活顯示出他有極度扭曲的榜樣角色和人際關係：他對「父親」的這個身分感到混淆，這對於一個有待發展出自我意識的年輕男性而言，絕非是穩固的基礎。他還有個生性浮誇、家父長作風的祖父[17]，正好提供發展中的心理病態者所需要的那種冷酷無情、毫無悔意且具攻擊性的榜樣。

傑出的精神分析學家格林納克（Phyllis Greenacre），是最早研究心理病態者的學者之一。她早在一九四五年（早於邦迪和《心理病態檢測》）就注意到，許多心理病態者似乎都來自於一種家庭：父親是極其顯要或備受敬重的人。[18]

不過，有些人出身於一個遠比上述更糟糕的生長環境，有時還得面對可怕的父母親，卻能長成社會上令人敬重的正派人士。我有一位好友，曾遭到父親和手足的性侵害與情感虐待，然而，如今他擁有自己的人生、兩個孩子和事業，他全心全意地為家庭奉獻。他身上帶著如同戰鬥傷疤的童年創傷，他擁有討人喜歡的務實作風和不屈不撓的性格，從而使得這些可怕經歷可以造就出現在的他，足以讓他感到自豪，而且不會心存內疚。這位朋友告訴我，他的童年經歷讓他體認到愛與家庭的價值，現在他有了自己的孩子，他絕不會危害家人和對他們的愛。

這是心理病態的第二個面具：某人是否會成為一名心理病態者，並不單單取決於他們的生長背景，還要考慮他們的早年經歷與遺傳學之間的複雜互動，上述兩者對於成年人的大腦構成都扮演著重要角色。有兩種特定的基因形態是特別要注意的：首先是影響到法隆的MAO-A基因型，其次是一種特定表現型，稱作「冷酷無情的特質」，這種特質最早在兒童身上被發現。

「冷酷無情」雖然是心理病態量表上的一項特質，但鮮少適用於兒童。然而，十二歲大或年紀更小的兒童就會開始展現出冷酷無情的特質，也就是說，他們不在意自己的行為會對別人造成的影響。而且，他們通常缺乏情緒的變化，或者無法辨識情緒，因此他們往往面臨犯罪和成年心理病態的最壞結果。

這種傾向與直到成年初期（也就是青少年時期）才展現出冷酷無情特質的兒童有所不同。根據雙胞胎研究的結果顯示，該傾向並不受到社會階級、教育或教養方式的影響。[19]這不表示絲薇佛（Lionel Shriver）的著作《凱文怎麼了?》（*We Need to Talk about Kevin*）是那類要給準父母閱讀的警世故事，因為書中的小男孩似乎打從娘胎就已經是個心理病態者。

並非所有具備冷酷無情特質的兒童到了成年都會變成心理病態者，而一名成年的心理病態者，也並非從小就具備這些特質。我認為本書對於小男孩的母親是否誠實敘述她與兒子的關係抱持了模棱兩可的態度，這是一個十分重要的看法：生養出心理病態子女的父母，是否真的是無辜的受害者，或者，他們多少是咎由自取？依據我的經驗及研究的結果，這個問題的答案幾乎是肯定的：一個家庭裡，父母如何對待子女，對心理病態的發展，有著極大的關聯。

女殺手：心理病態者或稀罕之物？

心理病態的最後一個面具，是它透過性別顯現的方式。我認為《追殺夏娃》會成為令人印象深刻的驚悚片，還吸引許多人在寫作研討中花時間討論，關鍵在於心理病態殺手薇拉內爾是否可能塑造自「真正的」——臨床上的意義——心理病態者。

為何這件事如此具有挑戰性？因為「真正的」女性心理病態者是極難以捉摸的品種。首先，她們的人數非常、非常稀少。當英國政府推行DSPD計畫，首度委託安全戒護監獄和醫院安置有嚴重人格疾患的危險人口時，他們估計會被安置的男性人數約兩千人之譜。然而，因人格疾患而具有危險性，以及心理病態程度嚴重到需要給予專門照護的女性人數，則估計只有四十個。

也就是說，女性和男性心理病態者的比例是一比五十。如果我們採納這個寬鬆的估算，那麼，每千名男性中約有三名心理病態者；而每十萬女性中，經過PCL-R量表的檢測，只有六個會被診斷為心理病態者。因此，全英國約有兩百個女性心理病態者。換言之，她們非常稀有——如果我們認定PCL-R量表為評估心理病態的好方法。

然而目前的研究顯示，女性心理病態者的表現方式或行為，與男性心理病態者並不相同。蘇格蘭司法心理學家洛根（Caroline Logan）曾就此差異寫出有趣的作品，並在某篇文章中，將這個概念總結在我們的文化中，那就是女性心理病態者身為「紅顏禍水」的概念[20]：女性心理病態者不必然在身體上對別人造成傷害——稍後我們會看到安琪拉·辛普森（Angela Simpson），一個挑戰這種誤解的案例——而是傷害別人的關係和心理健康。

洛根在著作中談到，男性心理病態者傾向於將精力集中在控制或支配他們的環境和周遭的人，而女性心理病態者則更鎖定在操縱關係。洛根以小說《危險關係》（*Les Liaisons Dangereuses*）中的角色梅黛夫人作為例子（或者是一九九九年的電影《危險性遊戲》〔Cruel Intentions〕中的凱薩琳．梅黛）。梅黛想藉由挑撥故事中的人物，讓他們彼此鬥爭來達到報仇的目的。如同男性心理病態者，這個目的是透過欺騙和謊言來達成，其間沒有展現絲毫同理心或悔意，而且她顯然完全清楚她的行為將造成的傷害。

這種虛構的女性操縱者有多種表現方式：從易卜生的戲劇《海達．蓋伯勒》（*Hedda Gabler*, 1896年）中的蓋伯勒，到莫里森（Toni Morrison）的《蘇拉》（*Sula*, 1973年）中的蘇拉，以及更近來作家法蘭琪（Tana French）的《神秘森林》（*In the Woods*, 2007年）。在這些故事中，往往會發生暴力事件，但絕少是女性所為——下手的人通常是男性，他們在威脅或承諾下被操縱著去傷害自己或他人。

從小說中來理解這個概念很有幫助，但對於現實生活中的女性心理病態者，我們又知道多少？答案是，目前相關的研究可謂都是拼湊而成，因為符合心理病態標準的女性人數實在太少了！最早的觀察發現，只有少數的女性——我們先前討論的那四十個人——能在PCL-R量表上得到足夠的分數，而有資格成為犯罪型心理病態者。

此外，更複雜的概念是：心理病態的女性，非常可能具備迥異於男性的心理和犯罪輪廓。PCL-R中的某些項目在應用於女性時，會有十分不同的詮釋。舉例來說，與「寄生的生活方式」有關的項目就明顯適用於在財務上依賴女性的男人，但考慮到一般社會文化背景，女人在財務上依賴男性，或許並不構成心理病態的有力證據。[21]

同樣的，PCL-R的另一個項目「雜亂的性行為」，在男性和女性之間存在著不同的動機和意義。對男性而言，這種行為可能關乎地位和尋求刺激，但對女性而言，或許與權力和操縱更有關。[22]這提醒了我們，即便在PCL-R量表獲得高分的女性，她們的行為或心理輪廓上的動機，也與男性不同。

第三，重點是大概沒有「真正的」女性心理病態者，會像《追殺夏娃》中薇拉內爾那樣的變態殺手。如果我們指的是她們利用暴力手段及心理威脅和性操縱來達成目的，而且對自己的暴行並無悔意，那麼這種事情並無前例。事實上，我們甚至有些反證：荷蘭的研究顯示，重度心理病態的女性比男性更不可能殺人。[23]這項研究為女性心理病態者會利用「關係」來操縱，而避免使用暴力的見解，提供了支持的證據。但事情總有例外：我們將在第七章探討的個案安琪拉，就展現出非常「男性化」類型的心理病態。

還有艾琳・烏爾諾斯這個案例。一九八〇年代後期，她在美國殺死了六個男人，並且在檢測時獲得極高的PCL-R分數，滿分四十分中，她得到三十二分。[24]然而，直到她在二〇〇二年伏法，關於她的犯行和對受害者的悔意（或其他方面），她的說法大不相同，而且前後矛盾。她也被診斷出有邊緣性人格障礙，這是一種幾乎與心理病態不相容的疾患，症狀包括極端的情緒失調和不穩定的自我認同。

此外，烏爾諾斯還提出一種貌似有理的說法，來解釋她那些超出簡單的滿足、或純粹為了暴力而暴力的殺戮行為。烏爾諾斯反覆供稱她殺人是為了自衛，因為她相信那些受害者打算強暴她。無論事情是否屬實，如果她真的察覺到這種程度的威脅，便構成了一定程度的動機，即使不是一個心理病態者，也會因此採取行動。

推動事情的發展

這些人有什麼共通之處：一位藍領工人在腦部受創之後變成了反社會份子；紐約的一位教授順利融入了社會，卻難以與別人相處；有一群孩子從小就顯現出對同儕態度冷漠的跡象；還有一位疑似女性心理病態的個案，可能根本不是個心理病態者？這些問題並不容易回答，卻不容忽視，它們代表心理病態一再顯示出暴力的風險[25]，包括使用毒品和財務不穩等社會異常[26]，以及與成功治療或康復的機率降低，有著密切的關係。[27]我們如何能精準切中這個變動中的目標：去瞭解心理病態者究竟是什麼樣的人，如何整合所有看似矛盾的研究路線，以及試著做些有建設性的事，以改善人們對於這種被嚴重誤解的疾患的看法？

窮盡我們對心理病態的理解，會發現它與一連串的控制和反社會行為有著令人不安的關聯，並且與某些腦部結構缺陷有關，這相當程度說明了為何有些人容易每次都做出冒險、或者傷害人際關係的抉擇。然而，這樣的解釋往往無法替一切行為提供具有說服力或令人滿意的動機。好比說，某些被診斷出思覺失調的人，可能妄想他們的朋友正密謀殺害他們，以及聽到某個聲音命令他們在茶裡下毒；而至於心理病態者，他們並未提供因果關係如此明確的途徑，從心理病態的內在世界直通他們的行為。

我所能想到最好的例子，至今我還會拿來跟學生講述。有個我稱之為班（Ben）的個案，他是被判了無期徒刑的犯罪人。班因為攻擊裝甲運鈔車未遂而入獄，這輛運鈔車是由他的繼父負責調度。當班出獄時，他認為自己遭到了「陷害」，是他繼父害他入獄，因此他一心一意想要報復。兩個星期後，他一被釋放，就迫不及待在「工具袋」中塞滿了鐵鎚、刀子、繩索和一把鋸子，明顯有動手殺害他繼父的意圖。

然而，班在途中恰巧遇見了一個老友，他拉著班到酒吧喝酒敘舊。幾杯啤酒下肚後，班說出了整個計畫。這位朋友勸阻說，你這麼做很不值得吧？你才剛服完漫長的刑期出獄耶，幹嘛這麼急著回牢裡？班聽完了頓覺有理，兩人就這樣待到酒吧打烊才起身回家。不料，朋友酒後醉醺醺地開起了玩笑，他取笑起班可真像個「娘們」，這麼輕易就被說服，隨隨便便就打消了殺人計畫。一聽到這話，班面不改色轉身從袋裡拿出了鐵鎚，將這位朋友痛毆至死。

請別誤會我的意思：班有重度的心理病態，他不會「變得」有悔意，他是職業罪犯（儘管手法非常拙劣，因為他總是被逮到），認為對辜負他的人暴力相向是天經地義的事。因為自尊受損，也出於被誤導的報復心，他計劃了一項非常嚴重的犯行。不過在執行過程中，他又衝動地放棄了計畫，直到他的自尊再度受到打擊，憤而行兇。我們知道班是一名心理病態者，但無法用這個說法充分說明就是他特殊的人格、極度脆弱的自我，加上一觸即發的事態，才促成了這樁可怕的殺人案。換言之，心理病態者的行為，依然非常需要「他們是心理病態者」之外的解釋。

一個被虛構出來的心理病態角色，很容易就會塑造失敗。例如：「艾德是個危險人物，因為他是個心理病態者……」。要寫好一個心理病態的角色十分困難，因為心理病態者心中的那種「空白」、深層情緒的短暫展現（淺薄的情感）和冷血本質，都並非有趣的事。這種「空白」必須疊合在複雜的發展歷程及成套的欲望和動機，就如同真實生活中往往會發生的那樣。

漢尼拔．萊克特與克麗絲．史達林（Clarice Starling）的關係可以做為例子。漢尼拔到底從克麗絲那裡得到了什麼：一個受他庇護的人？但他的殺戮使得她心生反感。

愛人？他是同性戀者。女兒？他是心理病態者，沒有能力依附別人。當然，關鍵在於此事從未被清楚說明，而我們只得被迫去猜測漢尼拔認為他們是什麼樣的關係。

心理病態疾患戴著多層次的面具，他們的病態心理可能隱藏在顯眼之處，但其核心是如此混淆不清，使得我們很難清楚判定某人是否為一名心理病態者，除非他是「典型的」男性犯罪者，從小就有嚴重的行為問題。如果心理病態者和非心理病態者的差別，僅在於他們是否被判決有罪，那麼，我們要如何嚴肅看待這麼一個概念？司法體系的正確（或不正確）運作與一個人的心理構成，可能有什麼關聯？電影《美國殺人魔》（*American Psycho*）中的派屈克（Patrick Bateman）所展現出來的財富和特權，可能混淆了我們對於究責和人格的理解，以及這是個多麼不公平的世界，因為許多人只因被診斷出心理病態，就獲判了死刑。

在接下來的各章節，我所描述的人物，用意在呈現「心理病態者」的面貌往往不像一個診斷那麼簡單。他們和我們一樣，是極為複雜的個體，懷著獨特的動機、信仰、欲望和犯行。但這並不減損我們需要意識到「他們是心理病態者」這個事實。每一個個案都曾犯下重罪，其中有些人真的十分可怕，而且極有可能再犯。

第二章 殺手保羅

在大型機構裡——監獄、醫院、保釋住所——與重刑犯共事，是件辛苦吃力的工作。和你共事的人隨時有潛在的危險性，他們曾犯下重罪，對自己被監禁感到不滿，而且極度脆弱。這表示你身為專業人士的工作會非常困難：你和一群不想待在那裡的人共事，試著給他們理由做出他們無意為之的改變，同時還要避免讓他們有機會傷害你，因為他們當中有些人確實會這麼做。

除此之外，有人格疾患（例如心理病態）的犯罪人是難以矯正的。他們的精神障礙並無明確的治療方法，而且往往渴望在監獄中重新創造過去的生活，通常以使用毒品和暴力為特點。這代表，監獄本身就是一個嚴酷的所在。

早期那種較古老的維多利亞式建築的監獄，因為不敵現代化必須具備廁所配管系統的健康與安全規定，如今多已消聲匿跡，目前的建築提供了便盆和監視廂房四周的清楚視野，以防有人在陰暗處逞兇。此外，就只剩下冰冷的混凝土建物，以毫無裝飾的塗白牆壁作為主要特色。最高安全等級的監獄或許是最糟的一種，有更高的圍牆，加上超高的金屬網圍籬和直升機網。

在我任職的機構中，沒有人像保羅那樣善於將監獄外的生活帶進監獄之中。我在一所高度戒護的監獄首次遇見了保羅，連同其他一群囚犯，他們正在和一位心理學家討論後續的治療方式。這是一項監獄實施的新服務，屬於DSPD計畫的一環，專門服務因為心理病態或其他嚴重人格疾患而被視為「無法治療的」重刑犯。

當時，我的任務是觀察這類活動，試著從中瞭解和描述矯正這些個案所需創造的那種文化，以及囚犯和工作人員是如何形成關係。這些囚犯可能已經被單獨監禁多年，或從未開過這類讓他們有機會出獄的假釋會議。囚犯中的大多數人看來焦慮不安，這也許理所當然，因為他們多半被判處無期徒刑，明白這是他們離開監獄的最後機會。然而，沒有人知道所謂的「治療」是怎麼回事，除了在餐廳打架之後，有護士替他們縫合傷口的那幾針。

其中一個男人擁有單獨監禁的長期紀錄，他被獨自囚禁長達六年之久，如今就連單純坐在別人的身旁，都會渾身冒冷汗。他一分鐘轉頭好幾次，緊張兮兮望著身後的空白牆壁。我猜自從他被囚禁在一個八乘以五英尺大小的單人牢房之後，就連此刻這個狹小無窗、只有八張椅子和一個檔案櫃的監獄會議室，也讓他感到難以想像的空曠和暴露。

另一個同樣在冒汗的男人，戴著一副所謂的「強姦犯眼鏡」。我後來才知道：這種眼鏡的光反應鏡片會在明亮的光線下變暗，用以保護眼睛；而許多性犯罪者似乎難以理解地被這種眼鏡給深深吸引。我說難以理解，是因為其他的囚犯和工作人員似乎都知道，戴著這種眼鏡，差不多就等於擁有「強姦犯俱樂部」的會員卡，所以沒有人願意戴上這種眼鏡，因為如此一來，那些想找強姦犯開刀的暴力犯，就很清楚要從哪些人下手了。

在這群三教九流的人中，我第一次看見保羅。他猛然坐了下來，近乎水平地岔開著雙腿坐著。他撇嘴露出一個古怪陰鬱的表情，看起來好像蔑視周遭的一切，又好像勉為其難的加以掩飾不屑的態度。

「我想知道大家對於今天的期待？」一位女性心理學家問道。她遵循著眾所皆知的蘇格拉底詰問法，禮貌地表現出對每個人的答案感興趣的樣子。「離開這他媽的鬼地方。」保羅出言譏諷。強姦犯眼鏡男緊張地吃吃笑了起來；而單獨監禁男驚懼的雙眼，就像正緊盯住想像中一輛直直朝他頭上輾來的十八輪大卡車。

「嗯，我想這是個目標。」心理學家不動聲色的說。

「這他媽的傢伙是誰？」保羅問道，約略地指著我。突然間，我發現了強姦犯眼鏡對我也有莫大的吸引力。我很快發覺，在這座監獄裡，沒有人比保羅更自在，包括工作人員在內，當然。在監獄裡開會往往是件相當緊張和困難的事，工作人員和囚犯的訴求會產生嚴重的衝突，但無論會議氣氛多麼緊繃，保羅從頭到尾都是一副無精打采的模樣，雙臂交疊，臉上露出嘻笑的表情。只有在少數片刻，當他感覺有人擺出妥協的姿態，他的面孔會因為義憤而扭曲，就像來自美國中西部的電視福音傳道人那樣，他會讓對方切確知道他們欠他東西。上帝為證，現在該是他收債的時候。

還在監牢外的保羅，大概是我最常被問到的那種身份之一——殺手。我很想寫成「刺客」，但「刺客」擁有各種迷人的意義，而保羅做的事可一點兒也不迷人。當某些人欠他錢或欠他老大錢，他會找到這些人，將他們綁起來好好折磨一番，或是吩咐他那些沒有骨氣但同樣殘忍的手下替他動手。這些人一來受到恐懼的驅使，二來自己也想當上「大咖」。保羅的恐怖統治範圍橫跨了英國好幾個郡，在他的團伙支持下，拼命向意志力薄弱的男男女女推銷毒品。他們差不多全都對古柯鹼上癮，這點讓保羅得以近乎絕對地掌握他們的生死。

不料，一天事情做的太過火，某樁毒品買賣出現了對手，威脅到保羅的生意。保羅糾集了幾個年輕的幫兇——其中有個男孩年幼到必須上少年法庭受審——他們聯手突襲毒品販子，用衝鋒槍將他打成蜂窩。出庭時，保羅指示律師團隊將一切罪責推給那個年幼的共犯，撇清自己的責任。在定罪後，他利用司法制度所允許的每次上訴來咬定這個說法。他之所能接連上訴，是因為在最初的審判中作證的幾名證人決定撤回供述或改變說法，這點證明了保羅雖然人在監獄，但勢力猶存。

閱讀審訊紀錄時，我對警方深感佩服，他們想必趕在保羅集團恐嚇目擊者改變說法之前，迅速取得了證詞。不過當時我沒有太過在意這件事。我注意到的是，保羅在總分四十分的PCL-R量表中，得到了三十八分！這代表他是所有囚犯之中，心理病態程度最嚴重的百分之一。[1]

對許多人來說，監獄是個極其可怕的地方，充滿了限制、霸凌和侵蝕靈魂的無聊，這裡只有罪惡感、恐懼和寂寞和你常相左右。然而，對某些人來說並非如此。我所認識最能適應這種嚴苛環境的人，就非保羅莫屬。即便是安全等級最高的監獄，對他來說似乎就像另一個家。

保羅出身於犯罪家族，從小就被父親教導要做一個「絕不告密、絕不甩權威和絕不屈服」的人。保羅的外表帥氣迷人，他有一頭蓬亂的黑髮和碩大的頰骨，由於監獄生活相對緩慢平靜的步調，他的臉頰才稍稍變得豐滿一點。這表示著人們傾向於給予保羅過多的自由度，雖然那顯然不是他犯下可怕罪行之後應有的待遇。囚犯們和各層級的監獄官員幾乎就像聽命於保羅，彷彿監獄是他的場子和圈套。透過可疑程度不一的種種角色扮演，將全部的人吸納其中。因此，在我踏入的這個圈套中，在我剛完成

「監獄安全訓練」的情況下，我試著瞭解「權力」在監獄中的意義，以及心理病態者的獨特人格如何在這種環境下助長這件事。

保羅對我的態度再友善不過。他似乎出現在我第一週所參加的每一個囚犯會議上，而且他定期出席吉他社團，是出了名的熱中演唱柯恩（Leonard Cohen）的經典歌曲，即使不那麼動聽。保羅察覺到我在這個陌生複雜又死板的監獄體制中有些茫然，他對我提出了幾個有用的建議，關於我應該參加的集會，「如果你想知道這裡真正發生的事。」他說。在好奇心的驅使下，我同意在接下來幾週去參加獄方舉辦的社交和治療活動。

這些活動通常很成功，保羅總是表現合群，並熱心地幫助我跟大夥兒打成一片，還讓我受到囚犯們和一些工作人員的歡迎。一切出乎想像的順利。我時常想，假使沒有喬西（Josie）的話，監獄裡會發生什麼事。喬西這個身材矮小的司法心理學專家，看起來只勉強搆得到保羅的腰，卻摸透了他的底。只要有喬西在，她總能道破保羅每句話的言外之意：「當你那樣說話時，保羅，我聽起來有點像在威脅。」或者「我不知道為什麼，保羅，但我覺得你想辦法讓我在大家面前像個笨蛋。你能解釋一下為什麼嗎？」一來二去，保羅變得收斂不少，尤其喬西在場時，他學會更加謹言慎行。

我開始欣賞保羅在治療集會之外展現的隨和魅力。還有，他顯然看透了我的天真，並理解我是如此渴望瞭解並融入監獄的生活。在所謂非正式團體活動——烹飪課、下棋課（是的，心理病態者很可能是下棋高手），甚至只是進餐時的閒聊——只要保羅在場，就絕不會單調沉悶，因為他總有一堆新鮮有趣的監獄八卦讓大夥兒震驚，就連工作人員也吃驚不已。

保羅最喜歡的話題和樂趣來源之一，是他所謂的「香腸俱樂部」，這顯然是囚犯們用來性交易的一個秘密社團。這些囚犯多半自認直男，並猖獗地展現出恐同的態度，但同時又認為能跟男人性交，總比沒有好。在這些話題中，保羅總是知道誰欠了誰某種性服務，或是誰在吃醋，因為某人在週一淋浴時讓別人替他吹簫，諸如此類。不過，最後他總會以堅決的否認作為結語，例如「當然啦，我自己從未參與這些被禁止的行為。」在我看來，這番話的用意，或許是為了讓工作人員覺得他們盡到了一點本分。然而同時我也納悶，為什麼一個不在意任何事、也不管別人怎麼想的人，會費心表明他沒有做任何不適宜的事。

起初我覺得這是件有趣的事，但是當我花越多時間聽保羅說話，我就越對這個監獄的工作人員感到肅然起敬，尤其是喬西，因為他們必須管理這群極難相處的人。我也漸漸發現，保羅絕非是利用「一點戲謔」來讓大家辛苦的生活變得有趣。實際上，他到處散播毒素，選擇性地釋放謠言和酸言酸語，好讓監獄的工作人員有事可忙，同時讓其他的囚犯因為擔心違禁行為被洩露，而無暇挑戰他。

當然，我遲早也會成為保羅編導的好戲中的受害者。

身為監獄的非獄方管理員，我最大的挑戰之一，是設法弄清楚在監獄工作人員經驗範圍以外的事。這些工作人員是按照朝九晚五的時間上班，他們的工作內容可謂安全又乏味，就像各行各業的一般上班族。然而，我的任務可就複雜多了，我得定期參加早晨簡報，聽取晚班和大夜班期間發生的可怕故事。

我確定值「A班」是要瞭解各種狀況的唯一辦法，也就是在監獄裡出勤整整十二個小時的班，從早上七點到晚上七點，體驗監獄管理員和囚犯們一整天的互動。我需要為此訂定嚴格的計畫：首先，我當時才二十五、六歲，實在不太習慣在一大清早六點鐘爬起床。再者，我需要讓自己一整天都有事可忙，以免因為過於無聊或疲累而錯過監獄生活的蛛絲馬跡。於是，我向保羅尋求建議。

「老弟，你得一起來吃早餐和晚餐。那時候每個人又餓又累，是真正亂成一團的場面。」接著保羅遲疑片刻，若有所思地又說：「你也得來參加隔間會議，時間定在下午兩點。還有哥兒們的談話群組，在下午四點，我會在場。啊對了，還有每天舉行的治療集會，那對你來說真的非常重要！你記下來了嗎？」是的，我記下來了，我相當認真地（或許過於認真）採納了這個嚴重心理病態的男人看似真心誠意的建議。

我一如預期順利值上了「A班」，每天早早起床去和大家吃早餐，看著他們為了食物的份量爆發半認真的爭吵。我得知有關「幽靈屎人」的事，他每天早上都會弄髒淋浴間。我還被介紹給另一名囚犯派屈克，他罵起人來就像拉肚子一樣噴瀉而出，只要稍稍被激怒，他就忍不住吐出一連串令人起雞皮疙瘩的髒話，聲音又大又急，但每個字都難以分辨：「操你媽的希望她因為肛門長癌而死翹翹」是相對低調的例子。

我參與每一場安全簡報，看著工作人員遞交大夜班和早班期間的安全資料，努力記錄並試著理解狀況，然後隔天重複所有的行程。另外，我會訪談幾名囚犯，瞭解他們的犯罪史，其中某個個案還涉及將人燒死在車內的罪刑。這是件辛苦異常的工作，當我每晚近八點才能回到冰冷的出租公寓，一進門只能倒頭就睡，完全顧不得要先完成當天的記錄。

就這樣過了一段時間。有天，我一如往常參加治療定向群組，走進會場時，我才感覺到事情有些不對勁。保羅在場，他顯然對某件事非常、非常介意。

「你他媽的昨天人在哪裡？」他盯著我。

「呃，那個……我……」

「你說好了要來參加哥兒們談話群組！」

我想破了頭：我說過嗎？「我那時在參加治療集會，我以為那是……」

「才怪……什麼爛理由。你們全都一樣，你們這些爛傢伙。我說我會在談話群組等你，你還說你會去！」

我感到窘迫不已。以我參與研究計畫的本質，我之所以能夠參與這些活動，是所有工作人員和囚犯願意配合並接納我的結果。如果有人認我行事不公或缺乏職業素養，那麼我的研究將岌岌可危。「我真的很抱歉。」我試著開口，「我不知道……」

保羅臉上出現我印象中最具威脅性的冷笑。「你的意思是，你認為你大可以只挑輕鬆的事情做，在你應該努力瞭解囚犯生活的時候，卻跟工作人員廝混在一起。老弟，我還以為你不是那樣的人。」

我環視著眾人，深感羞愧。沒有人迎向我的目光。保羅不屑地搖頭，而帶領定向群體的管理員露易絲更是一臉不以為然，似乎每個人都意識到不能指望我信守承諾。好了，現在還有誰會信任我，願意告訴我重要的事，好讓我完成研究計畫？

當天稍晚我回過了神，突然間明白到，我被一個古老的把戲給愚弄了。那是在電影《搬家》（*Moving*）中讓理查·普瑞（Richard Pryor）所飾演的角色上當的相同把戲，也就是用一堆玩笑和不相干的閒聊來混淆視聽，並隱藏你認為人們無法從一團混亂中辨識出來的訊息（就像保羅那天真正的目的）。

老實說，我對自己的失望更甚於對保羅的憤怒，我被「瞭解囚犯經驗」的想法沖昏了頭，忘記這些人會入監服刑不是沒有原因。畢竟，保羅並非自願被拘留，而且他根本沒有任何權力。如果在這種情況下，他都能愚弄一個擁有博士學位的人，那麼一旦他能為所欲為和暢所欲言，該會如何興風作浪。

彷彿為了強化這個觀點，隔天，我設法避開了保羅。然而，當我終於在吉他社團又看見保羅時，他似乎沒有任何惡意，甚至完全不記得他前天對我的羞辱。他一如既往地親切迷人，只有露易絲似乎對我的態度變得冷淡不少。監獄管理員露易絲為人正派，她給人的印象是無法忍受一丁點違法的事，所以儘管我在技術上沒有犯錯，但道德行為的瑕疵已經得罪了她。至於同個隔間那些年輕男性管理員的不成熟和漫不經心的工作態度，也令她感到不快。

接下來的一週，由於保羅和我都喜歡「電台司令」樂團（Radiohead）的*OK*

*Computer*專輯，我們稍稍恢復了友好的關係。保羅問我能否替他從網路上列印一些吉他譜，例如'Lucky'——正好是專輯中我們最喜歡的曲子——和'KarmaPolice'等歌曲。我察覺到這是一個與保羅重新交好的機會，我或許還能透過他，接通那條小道新聞和局內人消息的管道。因此當晚我盡職地從網路上下載、列印吉他譜，並仔細裝訂起來，比準備自己的報告還用心。

然而隔天，當我到達監獄停車場時，我突然冒出一個念頭：監獄裡是否允許帶進訂書針？按刑事司法工作的規定，最好不要冒這個險。此時成疊的吉他譜還放在我的汽車座位上，我決定拆下釘書針再帶進去，比較安全可靠。所幸事情後來有了轉折，我臨時接獲一個考核任務，必須離開監獄幾週。匆忙中，我完全忘了有關吉他譜的事。而當我回到監獄，我已經不再是當初的菜鳥觀察員，而被行政部門雇用為首席研究員，我成了真正的工作人員。至於那一大疊吉他譜，在雲端儲存和數位化時代來臨之前，早被湮沒在移來挪去、亂成一團的文件中。

我回到監獄的第一天，情況似乎有些不妙。每個人看起來都很緊張，沒有人過來道賀我的新工作，甚至沒有人跟我打招呼。顯然發生了什麼事，但監獄的運作一如往常：囚犯在七點五十分開始活動，八點三十分舉行晨會，早上工作，下午進行治療。當我來到隔間看見幾名新來的囚犯，我卻沒看見保羅。

這件事透著怪異，因為保羅理應待在無期徒刑隔間，他屬於高度危險性犯人，被判處長期刑期，而且他有重度心理病態，不太可能移監，所以短時間內他應該哪兒都去不了。那麼保羅人呢？吉他社團要到下週才有活動，而且行程表上，治療定向群組並沒有運作，因此我無法向別的囚犯或工作人員打聽消息。

直到當天很晚，我終於找到了賈姬。打從我進入這所監獄，賈姬就是我的好同事。套用科波拉（Francis Ford Coppola）電影《現代啟示錄》（*Apocalypse Now*）的台詞：就任何監獄而言，她大概都有點被「旋得太緊」，更別提在一個滿是心理病態者的最高安全等級監獄。但是賈姬為人忠誠聰穎，深諳監獄的規矩，小道消息靈通，是個很棒的工作伙伴。

當時我在全國最高安全等級的監獄已經任滿兩年，早已見識過許多瘋狂情事，包括違反安全規定、拘禁時死亡、可怕的自殘，或是駭人聽聞的暴力行為。然而當賈姬告訴我這段時間發生了什麼事，我依舊驚愕不已。

原來，上週，無期徒刑隔間的年輕管理員們打起了一場食物大戰，事情發生在囚犯們按照規定的作息回到牢房以後。這些管理員們肩負著看守全英國最危險人物的重責大任，發生這類插曲，的確不適當，但其實也不算什麼特別嚴重的事。然而，剛好路過的露易絲目睹了這場混戰，她理所當然質問起這群管理員，並威脅著要向上級舉報。這些年輕管理員多半幽默以對，就此住手，不過當中有個管理員也許原本就討厭露易絲，或者純粹不喜歡被女人數落，他忍不住回嗆：「滾開吧你，我們都知道你和保羅的事。」

他是什麼意思？如果露易絲沒有深究到底，或許什麼事也不會發生。但露易絲明白一個道理：在監獄工作，如果無法贏得同事的尊重，那麼她便無法繼續勝任這份工作。然而，這件事曝光的後果極為嚴重。當年輕管理員被獄方高層問到這件事，他直言不諱地打破了在任何機構裡員工之間對同事出包保持緘默的慣例。他宣稱露易絲和保羅有不當關係。

當更多的真相浮現，我深感訝異，因為這對於我所認識的露易絲為人，有著極大的差距。保羅和路易絲兩人的確發生了性關係，而且長達兩個月。事情發生在露易絲答應捎給保羅一本男性雜誌的幾個月後。那本雜誌當中並無色情圖片，只是一本單純的學生雜誌。而下次她幫保羅捎帶的東西是一片CD。我想起了那疊在我汽車座椅上的吉他譜，我的血液隨著羞愧和寬慰感忽冷忽熱，幸好當初陰錯陽差，沒有落入這張蜘蛛網。接下來是真正的色情書刊，然後是香菸（這些都是技術上容許，但囚犯在用於交易時極有價值的物品），再逐漸加碼成一小撮大麻。

同時，保羅用狀似不經意的微小讚美當作誘餌來勾引露易絲，對露易絲來說，這種小小的甜頭就像從主人餐桌上掉落的食物碎屑那樣美好。儘管保羅是個囚犯，但其他囚犯無疑懼怕他，他所說的話非常有份量。甚至對於工作人員來說，保羅也很有影響力，因為他們認為安撫好保羅，讓他心滿意足，就意味著牢房裡的平靜生活。

保羅是個真正的操縱大師，詭計多端且不擇手段，他有意識且刻意利用別人來達成目的。漢尼拔之所以是如此具有說服力的心理病態者寫照，原因之一就在於他能操縱每個局面，使之對自己有利，從每次談話或互動中榨取他的「索賠」。然而要做到這點，需要極高的智商和人生閱歷，而就我的觀察，刑事司法體系的大多數人都缺乏這些條件，甚至達不到一般街頭民眾的程度。

心理病態者大多善於說謊、欺騙和操縱別人，因為他們的大腦打從嬰兒期就能運用這些手段，如同我們運用基本的禮貌、恭維或幽默感來取得我們需要的東西。但許多心理病態者之所以這麼做，只因為他們不知道還有別的作法，有些心理病態者在生活中的確缺乏學習和社會化的機會，這是非常令人沮喪的事。

我記得曾聽過一位管理員告誡某囚犯：「別再猛按牢房按鈕了，你就像個喊著『狼來了』的孩子。」這名囚犯火冒三丈，他已經三十好幾，不是小男孩：「這他媽的跟狼有什麼關係？」另一名管理員先讓囚犯冷靜下來，然後告訴他「狼來了」的寓言故事。這名囚犯聽完目瞪口呆——從來沒有人花時間教導他這個在我們社會中基本的道德故事。

然而，保羅讓我們見識到比單純為求生存更為暗黑的操縱手段。他縱使不是漢尼拔，但他的每一句話、每一個舉動以及與人分享的每個小道消息，無疑都是對他有好處，冀望之後可以回收的禮物。此外，每個人都是他達成目的的工具——不幸的是，這其中包括了露易絲。

露易絲漸漸發現自己花上越來越多的時間和保羅相處。我想起她會定期參加吉他社團和治療集會，不禁納悶起她是否對那些活動真的感興趣。我不知道保羅是從什麼時候開始勾引露易絲，或者他是否需要這麼做，因為受害者會否上當，往往不是取決於操縱者的聰明才智，而是多數人都擁有操縱高手會去利用的弱點。例如，我就曾天真地急於討好這裡的同事，而露易絲顯然過於富有同情心，太想幫助人，又過度投入監獄「規則執行者」的角色中。一旦保羅說服她破例通融，只要一次就夠了，她就可以為他做任何事。因為她會想辦法藉由更加嚴守規則來「消除」那些違規。既然是她違反了規則，那麼她就得確保其他規定都被遵守，那樣就沒問題了。當然，這也是路易絲失敗的原因，因為她曾對同事強硬地執行規則，換來他們不公平又不服氣的評價。

在這座監視器林立、工作人員隨時警戒且視線良好的監獄，某種程度上，保羅要與露易絲發展親密關係，並不是件容易的事。露易絲值大夜班時，他們在洗衣間碰面，鎖上門之後發生性行為。更糟的是，她不停替保羅夾帶違禁品，好讓他用來和其他囚犯交易，徹底違反了監獄的規定，以及她身為管理員的職責。

但最嚴重的，或許是兩人利用這個關係，確保了保羅在監獄裡凌駕於其他囚犯的地位。如果有人意欲揭露這兩人的關係，保羅就會運用暴力威脅，同時透過露易絲等工作人員的處罰作為恐嚇，確保他從違禁品交易中得到好處。這是場騙局，十足像保羅被逮捕入監前所擅長佈置的騙局，而那個受人敬重、為人正派的管理員深陷其中。

事情曝光對露易絲來說後果非常嚴重。當然，她丟了工作，而且被控以公務人員行為不端的罪名。事實上，就某方面來說，她還算相當幸運，如果她是安全戒護醫院的護士，那麼她很可能被控告與脆弱的成年人發生性關係的罪名——這會讓她入監服刑並被列為性犯罪者，結束她的職業前途。保羅已經被移往到另一所監獄，至於那些參與食物大戰的管理員也無法倖免，有幾個人被發現隱匿了與該事件有關的安全資訊，遭到停職。我認為其他人大概也知情，但監獄管理層不能冒險讓大量稱職的管理員也跟著停職的風險，而寧可睜一隻眼閉一隻眼。

這件事發生之後，監獄裡的士氣受到嚴重的打擊，每個人都很納悶，如此為人正派的管理員，怎麼會成為一個心理病態者的獵物？難怪當天沒有人特別高興見到我，他們還在消化心裡的失落和背叛。

我不知道有沒有人察覺到我內心的感受，回想起來，我差點就屈服於替保羅夾帶東西的要求，即使那並不違規，但很可能成為保羅往後向我提出更多要求的「管道」。幸好，出於運氣或某種原始的偏執，使我免於一路陷入與囚犯同謀的困境，而丟掉了這份工作。對於像保羅這樣的權謀高手來說，要看穿我的施壓點實在太過容易，他的技巧最明白展現在他當著其他管理員和囚犯的面羞辱我，然後再給我一個「自我救贖」的方式，讓我成為他可以再度吐露欲望的人。

＊＊＊

但願我可以說，發生在露易絲身上的悲劇再也不會發生，但是接下來的兩、三年內，英國監獄和醫院又發生了三起類似的事件，有護士或監獄管理員與他們所看管的人發展出不當關係。在上述案例中，身為個案核心的病患或囚犯是心理病態者，而工作人員則扮演了性虐待的加害者（而非受害者）角色，因此他們在事發後丟掉了工作、職涯和生計。這類事件仍然會不斷發生，或許沒那麼頻繁。但近年來又有一起最新的案例，在二〇一九年被蘇格蘭的媒體報導了出來。[2]

這些極為不幸的故事提醒了我們兩件事：首先，心理病態者可能非常具有魅力，但在表面的魅力之下，總是藏著自私的目的。第二，在有心理病態者的地方，就會有某人變得與同儕隔絕而孤立，無論這個人是多麼受到敬重或經驗豐富，都會處於被波及的風險當中。

多年之後，我在某所安全戒護醫院的上司（一位深受敬重的精神分析學家）將這種情況描述為「顛倒」。這是心理病態者建立「系統中的系統」的能力——該系統與原本系統所持的標準牴觸——在監獄中，意味著藉由攜入違禁品或引進檯面下運作的黑色經濟，來危及機構的封閉性，並找到辦法腐化每一個人和每一種標準。當然，「顛倒」還有另一層精神分析層面的意義，意思是，從不被社會接受的欲望和行為中，得到性滿足。依據我的經驗，沒有人比保羅更擅長顛倒事實。

第三章 騙子湯尼

我首度遇見湯尼，是在安全戒護醫院的住院病房。那是我在國家健保局（NHS）任職的第一天，負責執行一個主旨在研究現代安全戒護精神病病房該如何運作的計畫。

我接受了鉅細靡遺的入門訓練，內容從辨認目前市面上生產的每一種大麻，到如何不留傷痕地制服攻擊者。兩個月後，我終於取得資格踏入了病房。從那天開始，我心裡反覆出現一個念頭：拜託，拜託，別讓我違反安全規定，而把事情搞砸了！因為那代表我們的工作和職涯將無法挽回的告終，更別提某個危險的殺手或強暴犯也可能因此逃逸，而危害到附近地區。此外，我們被告知這種事情以前就發生多次。當然，違反安全規定最嚴重的情況，就是讓自己被心理病態的病患所操縱，因而危及到整個醫院的安全。

我工作的那棟病房是一座嶄新的建築，此刻正面臨某些居住調適的問題：起居區的大窗面向西邊，這表示即便在春季天氣晴朗時，也讓人熱到不舒服。我認為這對於在此監禁的十五名兇暴的心理病態者來說，並非一個理想的環境。

在我來到這裡之前的那個月，一名病患找到辦法進入上方的爬行空間，對電氣設備和管線造成嚴重的破壞，這個事件使得醫院管理高層極為難堪。這名病患是利用一塊黏在門框頂上的木板進入上方的空間，而這塊木板的設置，則是為了防止有人在門框上綁繩索。換句話說，這種裝置是為了防止有人利用門框上吊自殺。發生了這種事之後，國家健保局信託機構（NHS Trust）立即將這名病患移送到另一所安全戒護醫院，結果他在那裡做了幾乎相同的事，所以他大概很快就會被送回來。

在這個令人焦慮的暖房中，三三兩兩穿著休閒服的病患無精打采地在病房裡走動，當中坐著一個穿著合身深灰色西裝的男人，看起來氣定神閒，正在讀報紙。這是我第一次遇見精神病學家，我心想，以前我只看過他們在電視上發言的特寫鏡頭，以及聽過安全人員對他們的恭敬描述。但此刻，我馬上知道這男人必定是個精神病學顧問醫師。

精神病學家是精神病人服務部門的實際領導者和關鍵人物，他們負責做出重大決定，判定誰能離開、誰得留下來、誰的心理已經「被治癒」，以及誰可能需要永遠拘留在醫院裡。至於顧問醫師——最高等級的精神科醫師——可想而知收入頗豐，買得起定製西裝之類的奢侈品，無疑會瞧不起我這個社會學家身上穿的棉布和燈芯絨材質制服。雖然我內心侷促不安，但基於我的工作必須和每個人談話的職責，我畢恭畢敬來到這位斜倚著的男人跟前，開始自我介紹。

「你好。」這位精神病學家對我報以淺淺的微笑。「我是湯尼。」就在我被這樣的權威人士認可而感到榮幸時，我注意到，湯尼沒有配戴國家健保局信託機構正式核發的身分識別章。我們都知道，在這種地方，識別章就等同於醫院的制服，他想必是個極為重要的人物。

「我想你知道我是誰。」那位精神病學家繼續道，「這裡的每個人都知道。」聽到這話，我的胃開始焦慮的翻攪——「這裡的每個人」顯然不包括我在內。這使得我不禁擔心起來，我可能因為有眼不識泰山而犯下了嚴重的錯誤。然而，令我更慌亂的是，我發現湯尼甚至沒有配戴鑰匙圈。沒有鑰匙！他有安全護衛嗎？他是不是衛生部派來對醫院進行突襲檢查的？我到底是有多麼無知？

突然間，一位護士出現在我身旁。「行了，湯尼，你知道你不應該在巡房結束後還穿著那套西裝。總之現在是禁閉時間，所以趕緊離開。」湯尼看了一眼那位護士，他的臉上閃現一絲微微的怒火，但接下來，他不耐煩地順從了。他戲劇化地嘆了一口氣，走向病患的房間。

我的大腦拼命運轉，試著解讀這項訊息，然後得出了結論：事實上，湯尼不是一個精神病學家。他不僅不是個精神病學家，還是個有著欺騙和操縱別人的大量病史的病患，他顯然十分成功地讓自己看起來就像一個專業的學者。我發現，儘管我前一秒鐘還在擔心會把事情搞砸，但實際情況根本還差得遠。

＊＊＊

湯尼是我所遇見過的心理病態者中相對少數的例外，因為從表面上看來，他早年的生活不像歷經貧困或受到虐待。不同於保羅，湯尼不是出生在一個犯罪家族、將暴力視為成長過程中無可避免的一部分。湯尼也不像與我相處過的其他多數病患，未曾飲食匱乏或從小遭受到身體和性方面的虐待。

然而，湯尼的成長過程中，表現出許多形式更加隱微的虐待或反常行為，我花了很長的時間才真正理解，那是在某次機會中，我在勤務中與一位資深臨床醫師談起有關湯尼的事，而這位醫師碰巧曾與湯尼互動過。儘管湯尼相當自以為是，然而，當他在其他心理病態犯罪人看獵物般的目光下顯得坐立不安，讓負責看護的團隊偶爾從中獲得某種感同身受的樂趣，我有時忍不住要同情他。往後幾年，當我知道了更多關於他的家庭生活，這種同情變得愈加強烈，因此即便在他對其他病患做了十分可惡的事，或者惹哭了護士，我也會感到釋然。當然，這有助於提醒我，我所應付的這個人有能力做出絕對可怕的行為，以及最駭人的性別歧視。

就像保羅的父親將他所知有關暴力和犯罪手法悉數傳授給保羅，湯尼的父親也是個原型的騙子：一個活脫脫出自電影《神鬼交鋒》（*Catch Me If You Can*）的法蘭克（Frank Abagnale），到處飲酒作樂和玩弄女性，用不可思議的價錢（只收你十萬英鎊！）販售難以置信的東西（金字塔！倫敦橋！）給容易上當的人。他與湯尼母親的關係一直相當緊繃和脆弱，畢竟，對於妻子和孩子來說，一個大都會推銷員和花花公子能負起什麼責任？

幾年後，在湯尼八歲時，他乾脆消失無蹤。而據說湯尼的母親甚至不知道她這個靠不住的丈夫的真實姓名，因為他冒充別人的天分是如此之高。即使時間久遠和不連貫的記憶讓事件經過變得模糊，但是，能言善道和膚淺的魅力、多段「婚姻式」的關係，以及欺騙別人的傾向，在在都是原發性心理病態者的典型特徵，是一種最具遺傳力的遺傳變異。換言之，湯尼的基因其來有自。

在丈夫消失後，孤單無依的母親將全部的希望和愛投注在兒子的身上，使湯尼在許多方面成為丈夫的替代品。在精神分析學家視為自戀型糾結關係的典型案例中，[1]湯尼的母親變得溺愛又昏昧，無論湯尼做出多麼可惡或極端的行為，她都不願意處罰或約束他。每當我讀到*Viz*漫畫雜誌中「被寵壞的私生子」（'Spoilt Bastard'）總不免一陣揪心，這個主角的母親無止境容許兒子做出自私自利的糟糕行為，身為單親媽媽，那是她能用來表達愛意的方式。

湯尼的經歷，讓他完全沒有能力在情感上與母親切割，這種心態表現為他對母親深沉的愛，以及他對於其他女性希望保持界限的企圖，完全不予理會。每當他被分配到一位女性的全責護士，最後一定會造成特殊的緊張關係，而這種事經常發生，因為超過八成的護士都是女性。

在醫院裡，湯尼的行為就像自戀型和做作型人格的拙劣模仿，令人十分惱火，卻古怪地親切。他擁有表演出垂頭喪氣的絕佳天分，這是一門近來已經失傳的藝術。表面上看來，他總是一副迷人的模樣，向每個人熱情的打招呼，即便——特別是——當對方看起來不太開心時。

湯尼會報名參加每一項不涉及體能鍛鍊的非必要活動。就算沒有假扮精神病學家，他的穿著也相對非常得體，他不願穿上其他病患會穿的懶散運動服，而偏好各種有圖案的襯衫和燈芯絨長褲。他不顧工作人員的反對和其他病患的揶揄，堅持這麼打扮。你知道，當你的同儕裡有謀殺犯、毒梟和連續殺人犯，這麼做確實需要一些膽量。

當其他病患嘲弄他那身優雅的服裝，湯尼往往無動於衷，即使他似乎會留神傾聽。他會深深嘆口氣回答：「棍棒和石頭也許會打斷我的骨頭，但言語永遠無法傷害我。」或是採取其他圓滑的應對方式，有效對其他病患傳達出明確的訊息：「我明白你們覺得這樣很可笑，但我根本不在乎你們怎麼想。」湯尼也會尖酸地奚落工作人員，他最喜歡說的一句話是「我會好好瞭解一下」。至少在你第一次聽到這句話，它傳達出湯尼可能會聽從你的意見，或對改變抱持著開放的態度。問題是，這種油嘴滑舌的回答或空洞的恭維在聽過兩、三次後，湯尼的魅力便迅速消失了。「你是唯一願意聽我說話的人。」某次他這麼告訴我，「我覺得我可以對你坦白，但我無法相信其他人。」其他強勢的工作人員？或許吧，直到我知道他至少對醫院裡另外三名工作人員說過一模一樣的話。

湯尼之所以引人注目，也是因為他的詞彙量相當豐富，而且給人一種善於傾聽的好印象。但你很快會發現，這種「傾聽」，其實是在耐心等待別人說的話告一段落，如此他才好接下來說更多的話；而且他顯然對你所說的東西絲毫沒興趣。不過，他會從談話中挑出幾個關鍵字，營造出對你的話語深感興趣的假象。我記得我們的一次談話內容如下：

「早安，湯尼。」

「早安，馬克。你知道嗎，我在想你昨天說過關於社會人類學的事？」

「哦，真的？我——」

「真的！我在想那種思考方式比起這裡的心理學家高明多了。你知道，我們真的是社會環境下的產物，不是嗎？」

在那回交談中，湯尼利用了我跟他提過的、關於從文化背景去瞭解精神疾病的事，並以此作為藉口，吐露他存在已久的牢騷：他一直遭受到心理學家和精神病學家的誤解和虐待。我所說的每一句話，只有在正好符合他自身利益和世界觀的情況下，才會引起他的興趣。

現在你可能會想，湯尼這種情況讓我想到我的朋友／父親／叔叔／我自己……我知道每個人都習慣選擇符合自己世界觀的資訊。不過，如果你根本不願意花點功夫去聽聽別人的看法，或如果你甚至不承認對方可能比你更有趣，那又是怎樣的情況？這就是心理病態者得到的祝福和詛咒：對於周遭人和他們的看法，他們根本不願意花丁點力氣去應對。

湯尼另一個奇怪的習慣，是喜歡描述一些令人難以置信的情況。以及，他總是不停提到他們家是多麼的有錢，以及他在遺傳學和血統領域的學識，特別是關於英國國王。在某次實在令我一頭霧水的交談中，湯尼告訴我，他寫了一整套十三冊的《英國國王傳記》，從征服者威廉到理查二世。我問他，這套書是否已經出版？他回答，原稿在他的出版商手上，他們正在等待適當的時機發行。

讓這次交談變得詭異的原因，是湯尼顯然在撒謊。我知道他在說謊，他想必也知道我知道他說謊，但我無法鼓起勇氣質疑這個謊言。我並非擔心湯尼的反應——我發現原發性心理病態者很不容易動怒——而是因為這麼做沒有意義。如果我質疑湯尼的謊言，他會設法圓謊來應付我的質問。我幾乎可以想像以下的對話：

「我能拜讀一下大作嗎？」

「真可惜，不行。就像我說的，原稿在出版商那兒，他們不讓我在這裡使用電腦。」

「嗯……可是如果你沒有電腦，你是怎麼寫出一套八十萬字的書？」

「他們允許我在監獄裡擁有一部電腦。」（不太可能，但我無法查驗。）

「你如何處理一一四一年瑪蒂達女王登基的爭議？」

「啊，這麼次要的人物——我乾脆把她寫成不存在。」

用看似專業的術語和匱乏的學識來當做辯解的謊言，編織出令人生厭的假象，這不是我想要的對話。所以我從未真正弄清英國列王的歷史……後來我當然沒看過這套書在任何書店販售。同時，就好像我們兩人都接受了這個虛構事實的謊言，假裝它是真的。對我來說，要提出質疑是一件過於辛苦的事。再者，此事相當弔詭，它讓我想起美國某個知名企業如何乾脆假裝他們不存在，藉此拒開小額發票給供應商。他們預期供應商不敢提起訴訟，因為訴訟所需的花費很可能高於回報。

我想你已經得到跟湯尼相處會讓人深感挫折的印象。而且，與他互動的過程堪稱發人深省，那會讓你更加認識你自己——無論是你對人類同伴的耐心、質疑或忍受明顯謊言的極限，以及產生同情心的能力。然而，當我得知湯尼一開始是如何、以及為何觸法，我對他有些改觀了。

湯尼的人生目標似乎是想成為他父親的升級版——一個國際級的花花公子騙子。在母親的情感和金錢支持下，湯尼處處仿傚父親，建立起一個販售詐騙性產品和公司網絡，甚至成立了一個信用合作社來轉移資金。我們很難從湯尼身上證實這些騙局到底多麼成功，但直到他第一次入獄前，他確實雇用了一批員工，而且過著奢華的生活。湯尼逍遙法外時，時常介紹自己是南非的商人，是某個鑽石開採家族的子孫，有鑑於他那無法判斷出處的奇怪口音和昂貴服裝，這個說法還算有點說服力。

然而，湯尼的某部分生活方式迥異於大多數的心理病態者。心理病態的男性傾向於以哄騙方式進入一段極不平等的「婚姻式」關係，他們通常會展開持續六個月或更長時間的美好關係，而且在金錢和情感上倚賴準配偶的支持。當然，這樣的男性多半也會不斷外遇，但至少他們會假裝忠誠，盡可能留在這段關係之中。

然而，湯尼不一樣。或許因為他對母親的絕對忠誠，他未曾有過一段「真正的」關係——他偏好與男性的性工作者發生暫時的性關係。憑藉著顯而易見的財富，他在城市酒吧和同性戀紅燈區尋花問柳，尋找合胃口的男性性工作者，並給他們一大筆錢陪宿過夜。有鑑於性工作者經常遭遇到的權力失衡，這樣優渥的條件，想必任何人都難以抗拒：我不禁想起開膛手傑克（Jack the Ripper）提供葡萄——對十九世紀的性工作者來說幾乎是難以想像的奢侈品——來引誘他的受害者上當。

湯尼在犯下重罪（而入獄）的那天，他挑中了一名年輕的男性性工作者，將他帶回旅館。湯尼給這位性工作者一筆錢，進行他所提議的「輕度的BDSM」＊，而這位

＊譯注：綁縛與調教／支配與臣服／施虐與受虐的簡稱。

男性同意了。沒想到，湯尼打的算盤是協議中隻字未提的一連串粗暴殘酷的虐行，從鞭打到粗暴的性虐待。當這場折磨結束，湯尼的受害者渾身流著血、嚴重挫傷並且不省人事。湯尼離開時，在旅館房間留下了一張寫著議定金額的支票——用他自己的信用合作社支票簿。

接下來發生的事有幾種說法。我從湯尼的社工人員那裡聽來的版本是，那位性工作者隔天出院去兌現支票，卻發現支票跳票了！並非因為那是一張假支票——就算是，也不令人訝異——而是因為湯尼根本就忘記把錢存進戶頭。關於這個錯誤到底是自滿、冷漠、麻木不仁、無動於衷或只是個小小的疏失？所有可能的解釋，湯尼一丁點消息都不願意透露。

最後受害者到警局報案，非常仔細描述出湯尼的長相和他的服裝，湯尼的裝扮在他犯下罪行的英格蘭中部小鎮可謂非常顯眼，因此兩週內，湯尼就被逮補並起訴了。整件犯行是如此明目張膽，公然濫用法律和完全蔑視願意收下他的假支票的性工作者、警方和社會，這使得我不禁揣測，或許湯尼某部分無意識的自己是希望被逮到的，但也或許是他過度的自戀幻想，讓他真以為自己無所不能。

＊＊＊

湯尼是心理病態犯罪中絕無僅有的例子。在犯下重罪之前，他並沒有暴力犯行的前科，不過當然也可能是因為諸多受害者並沒有到警局報案，或者報案後，成為百分之九十五不起訴的性攻擊案件（二〇一八年的統計數字是百分之九十八[2]）。

醫院的工作人員曾提到湯尼是「玻璃紙心理病態者」，這個說法讓我思索了好一陣子，這個詞被用來代表湯尼是十足的「原發性」心理病態者。也就是說，他並非真正的反社會，也沒有「街頭親和力」或侵略性。湯尼的人格如同玻璃紙，是一張視情況而定，讓他可以剝除、改變或乾脆拋棄的反射性薄面具。想認識「真正的湯尼」是不可能的任務，彷彿有張玻璃包裝紙將他隔絕起來，使他滑溜得難以觸及。

有時我甚至納悶湯尼是否算是個心理病態者，或者，他只是個非常極端的自戀者，就像布萊恩·布雷克威爾（Brian Blackwell）一樣患有自戀型人格障礙。布雷克威爾因謀殺他的父母親而在二〇〇五年被定罪，他為了冒充是國際花花公子，在父母離婚後，利用他們的身分積欠下大量的卡債。然而，布雷克威爾的罪行在許多方面比湯尼簡單得多：因為他的父母揭穿了他的騙局，使得他的自戀受到了傷害，因此他認為只要消滅掉父母，便等同除掉了傷害的源頭。

至於湯尼的犯行則更加殘酷成性，他彷彿在重新體驗一種更深刻、更扭曲的不公平感，藉以再現他與父母的關係：一個順從的母親，就像性工作者那樣可以花錢買到的順從，以及他自己代表無盡財富和力量的父親——這是湯尼假裝擁有的東西。因此，當這層玻璃紙被剝除，底下真正存在的，並不是他所扮演的溫文爾雅的世界公民，而是一個異常暗黑的臉孔。我想除了他的受害者，任何人都不可能看見他的這一面。

第四章　說謊者傑森

我太太喜歡在廚房固定收聽Radio 6 Music頻道。它在早晨與我們作伴，當孩子在七點鐘前叫醒我們的那段時光；以及到了晚上，當我們在一起做晚飯，這個頻道播放的曲目往往令人滿意。那是二〇一四年某個星期天下午，當時我正在進行午餐後的清理工作。某首平淡無味、來自獨立製作唱片的曲子已經播送到尾聲，接著，BBC新聞記者令人安心的宏亮聲調開始播報本日新聞：「二〇一三年初，一名英國男子在義大利犯下謀殺罪，並在接連三個星期內大開殺戒，被警方以殺人未遂起訴。」

基於某種理由，這條不幸但尋常的新聞引起了我的興趣。「傑森・馬歇爾（Jason Marshall）」，新聞播報員說，「因謀殺一名六十七歲的義大利男子，被義大利法院判處十四年徒刑……」等等，傑森．馬歇爾？我認得那個名字……沒錯，他就是那個從我幾年前任職的醫院裡逃脫的傢伙。他不是被認定為低風險個案嗎？怎麼會發生這種事？

＊＊＊

本章我要採取不同的方式來敘述，從我自身的經驗之外來談論傑森．馬歇爾的案例，我會利用公共領域中人人都可以自由取得的資訊。如此一來，我的處境就跟所有的讀者一樣，必須循著證據的線索，來思考在媒體中被廣泛報導的某條新聞是否可能代表一個心理病態的案例。

如你所見，新聞中往往會有相互矛盾的細節，暗示著對某人行為的不同解釋，而且某些訊息不管在什麼脈絡下，似乎都沒有道理可言。這完全正常——尤其是對司法精神病學家或心理學家而言。因為這些專業人士經常是根據「可能性的平衡」，而非徹底確定的事實，來達成他們的結論。

我特別想描述這個案例，是因為它與保羅和湯尼的故事形成了有趣的對比。這兩人將心理病態犯罪人的關鍵層面具體呈現出來：其中一個是兇暴、善於操縱的惡霸，他利用暴力和言語來脅迫控制他人，另一個則是表面迷人、體面，但內心深處殘酷成性的騙子，他相信每個人都是用來實現他幼稚幻想的玩物。

至於本章要揭露的，則是心理病態一個重要、但至今只略微被接觸到的層面，那就是病態的說謊。傑森的案例說明了這項特質使得心理病態者是如此難以被掌握，以及，要評估他們的危險性，是多麼大的挑戰。有時，他們似乎戴上許多面具——展現如此多的身分、如此多的謊言，以及如此多的原始欲望。馬歇爾利用謊言來建構一個合理化行為和為自己開脫的身分，隨心所欲加以拋棄或修改，達到分不出真假的程度。

一九八九年，傑森・馬歇爾出生於倫敦東區的伊斯漢（East Ham），當時那是全歐洲最貧困的地區之一。我在監獄和安全戒護醫院遇見過許多人，馬歇爾的故事聽來熟悉到令人鬱悶：他的父母吸食海洛因成癮，在他十歲時因為毒品罪而雙雙入監服刑。

關於馬歇爾接下來幾年的生活，我們沒有太多可靠的資料，不過由他提供的記述表示，他搬遷到艾塞克斯的濱海城鎮紹森德（Southend），在十幾歲時擔任守衛工作，多半是為年紀較長的男性服務。大約這段期間，在失去明確的榜樣和斷斷續續接觸照護系統的情形下，他開始利用化裝舞會的服裝來冒充那些有權威地位的人，包括警官、空軍軍校生、停車場管理員，以及或許最令人感到憂慮的——護士。

模仿和欺騙，就像我們在上一章個案湯尼身上看見的，是一種「原發性」心理病態會表現出來的層面。這種模仿對於心理病態者而言，通常有著明確的物質目的，無論是為了金錢或是獲得贊許。在馬歇爾的例子中，關於他假冒這麼多種身分的原因，並非是可以立即弄清楚的事。有時他會登上火車，冒充成英國交通警察（British Transport Police），對無票上車者開出假罰單。有一次，他喬裝後還從站內偷走了警用無線電。但是，並沒有跡象顯示他曾利假罰單收取罰金，或者藉由冒充行為獲得物質上的好處，他也許只是喜歡假扮成社會上有權有勢的人物，從中得到控制感，以及藉此威脅別人。

到了二〇〇六年，警方揭發傑森的行徑：傑森帶著一條「嗅探犬」在地鐵裡查驗毒品粉末。此舉讓倫敦地鐵的官員起了疑心，因為那條約克夏㹴是一種有點嬌弱的小型犬，從不用於執行專門任務。此後，馬歇爾曾因搶劫、冒充警察，以及在公共場所持有空氣步槍而被定罪。他在獄中表現不佳，刻意傷害自己，因此二〇〇八年被移轉到中等安全戒護醫院——那是一個用於治療人格疾患、只有一個出入口的精神病醫院，在未經許可的情況下，幾乎不可能進入或離開。

兩年後，他獲准在無人陪伴的情況下外出，這通常代表治療有了正面的進展。然而，在享有這個特權的幾週後，隨著某次無人陪伴的外出機會，他再也沒有返回醫院。依據安全規定，此事必須通報警方，於是，馬歇爾在幾週後再度被通緝、逮回監獄，服完剩餘的刑期。

隨著馬歇爾於二〇一七年被判處一項重罪後，該醫院所在的地方性報紙《哈克尼報》（*Hackney Gazette*）刊登了幾分堪稱後見之明的報導。他們提出管理上的缺失，聲稱馬歇爾所接受的治療是無效的。他們質疑大眾為何沒有更認真看待一個罪犯從心理病態者的安全戒護醫院潛逃的案子？或者更直接地說：為什麼沒有人預見此事會產生的嚴重後果？

這個問題的答案是複雜的，因為它超出了心理病態的討論範疇，而涉及我們如何理解犯罪學和司法心理學中的再犯「風險」。基本上，再犯風險全都關乎矯正的效果：如何有效矯正某人過往所犯下的罪行，避免這個人日後再犯。當再犯風險越高，就代表罪行越嚴重或者矯正失敗，此時更需謹慎對待，因為風險會變得越來越高。然而當風險降低，尤其是犯罪人的犯罪史不長，那麼，所有的模型和演算法都會顯示，這個罪犯的再犯可能性是低的。

由於約有百分之二十四的心理衛生服務使用者有犯罪史，[1] 加上英國約六分之一的人口罹患相關的精神疾患，如果簡單將每個被定罪的人都視為高風險者，那麼數量將極其龐大，所需的病床數超過兩百五十萬張。因此，我們必須進行分類。就馬歇爾的案例而言，司法部的判斷是，不管按照任何標準，依據犯行的數量和嚴重程度，都應該將他歸類為低風險。意思是，他可以在監獄服完刑期，而沒有理由施予成本高昂的進一步介入，例如送進醫院。

問題在於——如同一位在該醫院任職的護士在《哈克尼報》的採訪中說：「就是因為回到監獄，才使得馬歇爾消失在體制中，讓人忽視他對大眾造成的風險。」馬歇爾在三週後被警方尋獲並回到監獄服完刑期，然後被釋放回到社會。當然，這時還沒有人瞭解他的幻想生活到底多麼深沉和暗黑，以及那些假冒的身分和精心製作的服裝的用途——那是他為將來作準備的裝扮和排練。

二〇一〇年馬歇爾出獄後，他因為無法應付社會生活而開始酗酒和重度使用毒品：這是一種危險的組合，尤其加上他已經在服用精神疾病的藥物。二〇一二年倫敦奧運舉辦期間，馬歇爾有過一段短暫的穩定期，其間他獲得一份固定的工作，擔任由紐漢姆議會（Newham Council）雇用的清道夫。但隨著奧運會的喧囂消退，這份打掃工作被迫結束，馬歇爾被解雇，而且顯然又開始濫用起藥物，情況更甚以往。然而，他沒有再度被定罪，因此，也沒有人——警方、專業人士或新聞界——看出日後可能會出事的端倪。

＊＊＊

直到二〇一三年的二月上旬，一棟位於羅馬的公寓內，有鄰居聽見巨大的重擊聲和尖叫聲。他們循聲而至，發現現年五十五歲的公寓住戶吉斯蒙帝（Umberto Gismondi）嚴重挫傷、渾身是血，口中一再覆誦「傑森・馬歇爾」這個名字。當救護車到達，救護員發現吉斯蒙帝曾被捆綁、嘴裡塞東西、遭到毆打、噴灑胡椒噴劑，還被枕頭給悶個半死。

這可能是一起搶劫案或另有隱情，因為攻擊者的行動顯然被迫中止了。現場警方感到困惑：為什麼遇害的義大利人會提到一個聽起來像英語的名字？如果兇手確實是英國人，那麼為何英國警方沒能辨識出這個可能會重度施暴的人，並在他進入義大利境內時通報為危險人物？

義大利警方查看吉斯蒙帝的手機，發現他曾在社交網路平台Badoo上與一個名叫「加百利」的人互傳訊息，Badoo是個頗受歡迎的約會網站，在Grindr和Tinder擴展市場之前，尤其受到男同性戀者的喜愛。警方推斷「加百利」與「傑森・馬歇爾」必定有所關聯，於是利用來自「加百利」手機的訊號，透過Badoo應用軟體，追查到馬歇爾正身處於一輛開往羅馬市中心的巴士上。

等到馬歇爾被拘留後，警方便發現一月二十六日某件未偵破的謀殺案，就發生在馬歇爾被逮捕的四週前，而且與吉斯蒙帝所遭受的攻擊有值得注意的相似之處。

六十七歲的義大利男性亞萊（Vincenzo Iale）住在羅馬以南的托瓦亞尼卡（Torvaianica），被發現陳屍自家的公寓，他的脖子被電線勒住，在身中多刀後，赤裸地倒在血泊中。攻擊者拿走亞萊的現金卡，用它從提款機領取了兩千歐元；警方相信亞萊是在折磨之下說出了密碼。警方查看亞萊的手機，又發現一場透過Badoo約會軟體安排好與「加百利」的碰面，這種巧合讓警方認為，他們或許已經發現了與連續殺人犯有關的犯罪手法特徵。不久，馬歇爾被控以謀殺罪和殺人未遂。

英文版文件所提供的審理細節十分有限，但聽起來一團混亂。馬歇爾抱怨審查過程花上太多時間，侵害了他的人權，並且一再打斷訴訟程序，宣稱他是「上帝的信使大天使加百利」，還有，「他是來宣布一個預言的。」他宣稱是一個名叫「米迦勒」的男妓——符合《聖經》所選中的頂罪者——當著他的面殺死了亞萊先生。然而，此事並無證據可以上呈法庭。

馬歇爾知道，與聖經人物有關的妄想癥狀，通常屬於精神疾病而非心理病態的特性，他可能也知道，按照義大利法律的規定，精神病患的刑期會比非精神病患的刑期來得短。而就謀殺案而言，他很可能被判處無期徒刑，二十六年內不得假釋。結果，法庭指派的精神病學家提出一長串對馬歇爾的診斷，包括精神病疾患、妄想、亞斯伯格症候群和邊緣性人格障礙，最終法官部分接受了心理疾病的陳述，判處馬歇爾在義大利監獄服刑十六年，遠低於他可能獲判的最長刑期。

這一切確實讓人心神不寧。然而，一直到馬歇爾在義大利因謀殺而定罪，故事才變得更暗黑。二〇一三年一月，住在倫敦西北的諾霍特（Northolt）的電腦維修員法索里（Peter Fasoli），被英國警方發現陳屍在被燒毀的自家公寓。當時消防隊調查了火災現場，推斷由高度易燃物質製造的床是個起火點，這場火可能經由故障的電燈引燃，造成這起不幸的意外。

這個案件被提報給皇家檢控署（Crown Prosecution Service），檢控署也裁定死亡沒有疑點，因此並沒有採取進一步的行動。直到調查結束，法索里剩餘的財產、包括被焚燒過但仍可使用的筆記型電腦，都被歸還給他的家人。不料，法索里的姪子克里斯多夫從中發現了法索里拍攝下來的幾段性交影片。這些錄像多半很普通，儘管讓家屬感到有些驚訝，因為他們認識的法索里一直是個獨來獨往的人，但在火災當晚拍攝的最後一段影片，看起來可怕且駭人。

在這段長達八小時的影片中，假扮成便衣警察的馬歇爾被看見進入法索里的公寓，他身穿T恤，配戴假的美國警察徽章和槍套，自稱是加百利。他和法索里閒聊了一會兒，接著要求吃點蛋糕、咖啡和播放古典音樂，並說起他曾經替軍情五處幹的「髒活」。

馬歇爾和法索里兩人彷彿合演著一齣戲，就像性幻想那樣，看起來也確實如此，直到馬歇爾要求法索里脫下衣服讓他按摩。這時或許出於仁慈，筆記型電腦的攝影鏡頭停止了運作，但錄音持續進行著。接著，馬歇爾假裝「逮捕」法索里，將他的手腳捆綁起來，並且用東西塞住了他的嘴。

錄音顯示，這些互動一開始只是遊戲的一部分，但情況迅速失控。法索里問馬歇爾：你要怎麼確定我們這樣不會變成「玩真的」，此後便出現法索里咿咿嗚嗚模糊的喉音。然後，顯然有人在房間裡東翻西找，到處潑灑著聽起來像液體的東西，最後出現打火機駭人的「卡嗒聲」。馬歇爾顯然在性行為的偽裝下，冷血地殺死了法索里，然後打劫他，再縱火燒掉公寓以毀滅證據。接下來，他逍遙法外將近兩年的時間，用從受害者那裡偷來的錢，逃亡到義大利。

提呈給皇家檢控署的這份新證據，讓調查得以重新啟動，然而因為馬歇爾在英國沒有進一步的犯案紀錄，直到二〇一七年一月，與亞萊和吉斯蒙帝這兩起攻擊案的關聯才被建立起來。皇家檢控署發出歐洲逮捕令緝拿馬歇爾，針對法索里的謀殺案要求他接受審訊。同樣的，案件終於在二〇一七年七月開審，但幾乎沒有任何東西有助於我們瞭解馬歇爾犯案的動機。

馬歇爾駁斥羅馬方所提供的證據，聲稱自己長久以來受到酒精和毒品的影響，不記得任何攻擊事件。當檢察官問他為何記得亞萊謀殺案，他回答，他的義大利律師告訴他不需要回答這個問題，因為這是薄弱的答辯，他可以提出更好的理由。在義大利，他最終選擇法庭下令他接受的精神病療程「夢日記」，來作為治療的方式。治療期間，他曾告訴司法精神病學家，他是如何犯下了這起謀殺案。但在英國法庭上起誓時，馬歇爾又聲稱「我在義大利法庭沒有發誓說實話。一旦我對著上帝發誓，我寧死也不會說謊。」在我看來，他同時達成了嘲弄英國和義大利司法制度的目的。

判決時，法官果然痛斥警方和皇家檢控署未徹查法索里公寓火災案，就貿然做出結論，以及沒有盡職查看死者的社交媒體帳號，因為只要一經調查，必然會透露法索里在死亡當晚預期中的訪客。法官認定馬歇爾是個連續殺人犯，判處他在英國監獄服刑三十九年。身為英國公民，馬歇爾的刑期加上他的義大利刑期，勢必將服刑更長的時間。

***

由於工作關係，我讀過許多令人深感不安的施暴、刺殺和強暴記述，但馬歇爾專挑脆弱的年長男性下手，特別令我反感。我想部分原因是，他對罪責是如此麻木不仁：他聲稱在藥物的影響下忘記了犯行。這種情況可能發生在犯下可怕罪行後導致心理「受創」而失憶的人身上，但馬歇爾並非出於憤怒而隨機犯案，他是經過縝密規劃且有效執行的謀殺案和殺人未遂。最後一次攻擊行動之所以沒有成功，只因為馬歐爾顯然選中了對他來說力氣太大而難以制服的受害者。

真正的精神病患，例如妄想型思覺失調症患者，他們的攻擊很少如此具有目標導向，而且程度無疑達不到馬歐爾所制訂的計劃和戲劇效果（包括服裝、假身分和性遊戲）。對馬歐爾來說，幻想與真實以不尋常的方式連結在一起。另外，在法庭上，他根本不需要說實話，因為他將別人視為沒有價值、或者沒有能力去論斷他的對象。這意思是，他提供給我們的任何解釋，我們都必須滿意地接受。「我會告訴他們應該要聽的事。」他說。

由於我們無法查閱馬歐爾的精神病學檔案或判決紀錄的副本，所以在將他描述成一名心理病態者時，應該要謹慎以對。法庭報告描述他患有「心理病態疾患」，但這個詞有時被當作一個古老的英國法律術語，意指涉及「反常攻擊性或嚴重不負責任的行為」的疾患。[2] 況且，我們沒有PCL-R量表或其他堅實的證據，來證實他是個心理病態者。

馬歇爾在英國受審時，法庭委任進行的精神病學報告顯示，他可能被診斷出亞斯伯格症候群；如今，「亞斯伯格」這個詞彙不再使用於指稱與犯罪行為無關的高功能型自閉症類群障礙。然而，由於馬歇爾被拘留在收治「重度人格疾患」的機構，而非收治自閉症犯罪人的專門醫院，有可能是因為精神病學家認為人格障礙（如心理病態或反社會人格）才是對他的犯行最合理的解釋。

事實上，馬歇爾說謊成性——他的謊言前後連貫且毫無羞愧感或悔意——已顯示與自閉症的診斷並不相容。自閉症的兒童會表現出高度的所謂「語意漏損」，意思是，他們一開始或許有能力說個簡單的謊言，但隨後的圓謊，就會呈現出邏輯明顯前後不一致的現象。[3]至於心理病態者所展現的病態說謊，則需要極高的能力，來使得一個個謊言串接得天衣無縫。

就像馬歇爾能夠轉換許多身分，無論是扮演有權力的軍情五處幹員，或是性工作者、連續殺人犯，然後是失憶者，「病態說謊」所傳達的，是心理病態者根本沒有能力說實話，程度嚴重到他們自己忘記了什麼東西才是真正的事實。為什麼會這樣？研究證據至今仍然相當薄弱，但神經科學家認為，說謊在本質上是一種技能，是需要練習才能精通的技能。心理病態者通常會發現說謊是一件容易的事，而且比別人更快「學會」如何說謊[4]，原因來自於他們大腦杏仁核腦區與常人的差異。杏仁核這個部位與說謊技巧，的確有著密切的關聯。

原來，一名非心理病態者，他腦中活躍的杏仁核會加速運轉，傳送出許多與情緒有關的信號，其中可能包含了羞愧感。然而心理病態者的杏仁核不夠活躍，久而久之，他們更快「學會」對說謊產生了更為漠然的反應。[5]因此，在馬歇爾的案例中，他早年假扮某人的欺騙行為——查票員、警察或停車場管理員——最終意味著他能夠自信地堅稱他所想要的身分，包括間諜和聖經人物。

在我看來，馬歇爾案所凸顯的，並非是對他心理層面的診斷，或是他可能罹患的心理病態，而是他的所作所為：他利用了人們對於真實和誠實的信賴，並以如此殘酷的方式來顛覆兩者。一個社會若要順利運作，我們必須信任穿制服的人會正當行使權力，我們必須信任醫療人員是合格的，還有，當我們允許別人和我們形成親密關係，我們必須信任他們不會濫用這份親密感，或者隨著親密關係而產生的脆弱。同樣的，治療病患的精神科醫師遲早都得信任病患能替自己做出好的決定。此外，法庭也會期待被告——無論是否發誓說實話——都會說出實情。

不管馬歇爾的動機為何，他將這份信任剝削殆盡，無論是受害者（不只是遭到他殺害的人）、他的精神科醫師、警方或法庭，他所展現的，無疑都是對這些人容易受騙上當的全然蔑視。竟然有人能夠如此徹底地自絕於這項基本的社會協議，想起來不免令人心寒。整起事件所散發的，或許就是一種文明終結的微弱氣味。

第五章 寄生蟲亞瑟

在我小的時候，我父親是一位名聲不錯的學者，但在他所服務的老牌紅磚大學名校裡，還稱不上卓越出眾。透過聯邦秘書處（Commonwealth Secretariat）的引介，他獲得在西印度群島的一個職位。聯邦秘書處是負責支援前英國殖民地物資的政府單位，包括提供專門的外交政策。我父親認為這是他人生和職涯的大好機會，於是我們舉家搬遷到西印度群島。

如果你覺得這聽起來就像是充滿陽光、海岸和沙灘的童年，那麼你想得沒錯——那裡確實是樂園。除了一件事：到處都是蟲子和蜘蛛，它們大多愛叮咬人。而我早在搬到西印度群島之前就討厭蟲子和蜘蛛。在我們抵達的那天，情況並沒有改善，一條一英尺長的有毒蜈蚣被卡在廚房的窗戶，還不停蠕動著。儘管如此，我還是挺過了所有難關，在我搬回英國後，我仍然鼓起勇氣，偶爾去探訪住在那裡的父母親。

現在我確信我對蟲子的厭惡是不理性的，但每當我以為擺脫了這個問題，宇宙就會給我足夠的提醒，讓我繼續討厭蟲子。去年正好有個適當的例子。某位住在西印度群島的家族友人在打掃房子時，被褐色的隱士蜘蛛咬傷了臉部。這種情況相當罕見：隱士蜘蛛並非原產於加勒比海，而且就像牠的名字，這種生物天性十分隱密，但這個傷口讓這位友人病得很重，並在他臉上留下了難看的疤痕（即便富有魅力）。我以前從未聽說過這種事，身為一個重度的蜘蛛恐懼症患者，我立即上網研究隱士蜘蛛這種生物。當然，我是在設法確保類似的事情不會發生在我身上，對吧？

我發現的事著實令我感到驚訝，因為那違反了我對於大多數蜘蛛的恐懼和偏見：隱士蜘蛛如同大多數的蜘蛛，它沒有能力就這麼爬上來咬你，因為牠們的毒牙無法割破人類的皮膚。你必須對牠們施加反向的壓力，才能迫使牠們的毒牙刺穿你的皮膚。例如，你不小心踩中牠們，或者如同我們的那位家族友人，在蜘蛛為了逃離你而盡可能用最快的速度爬上你的臉時，你用手掌使勁拍打牠們。

這讓我想起曾經與我共事過的每一名犯罪人，例如保羅（出現在本書第二章），他很會找麻煩，而且似乎還喜歡惹麻煩。此外還有另一類人，對他們來說，會觸犯法律，似乎就像艱困環境加上極差的運氣所組合而成的「完美風暴」——就像某種反社會壓力。

就我記憶所及，最能說明這種情況的，莫過於亞瑟的例子。在許多方面，我相信亞瑟會盡可能避開周遭的麻煩。事實上，我認為他不停在逃避一切，包括勇於當責、承擔責任和長大成熟等這些通常可望使他遠離麻煩的事物；但最後的結果，似乎在他身上造成了反效果。

當我在監獄展開第一份工作，那是我第一次遇見亞瑟。當時我還在納悶，善於操縱的保羅是下定決心要幫助我，還是為了毀滅我。然而亞瑟不同於保羅，我現在幾乎回想不起我與亞瑟早期的往來情況，我只知道我們必定有過互動，因為我保留了某次個案會議的筆記，上面清楚列出我們兩人的名字。雖然我記得那次會議和所有的與會人員名單，但我根本不記得亞瑟在場。我認為他不可能說了很多話，如果他有開口的話。事實上，如果他真的開了口說話，我也記不他的聲音是高或低、快或慢、男中音或男高音，因為他真的是個不引人注意的人。

或許正因如此，一開始我並不熱中研究亞瑟。當我決定要寫這章，我發現我已經完全忘記了他的本名，而必須回頭翻查筆記。就某些方面來說，這應該會讓描寫關於亞瑟的事變得簡單不少，畢竟亞瑟不是那種讓他的名字或犯罪細節獲得媒體大量關注的人。事實上，除了亞瑟的家人、警方和處理案件的監獄官員，不太可能有人知道他是誰。

現在回想起來，即便亞瑟本人，也幾乎像個擬人化的陰影。他的身材矮小、體型乾瘦，整體呈現出一種不太像人類的朦朧灰色調。如果今天我在街上再度看見他，我想我不可能認得出他來，但我卻可以一眼認出保羅或湯尼。換句話說，亞瑟幾乎是不存在的。然而為了瞭解他為何如此危險，這或許是非常重要的關鍵。

心理病態量表包含著若干奇怪的項目，但至少有一項具備了強烈的價值判斷：「寄生的生活方式」。這個項目被定義成「在財務上刻意、操縱、自私和剝削地倚賴他人，反映出缺乏動機、低度自律，以及沒有能力承擔或完成責任。」符合這項特質的人傾向於處在一段經過仔細挑選的朋友或伴侶關係中，他們的朋友或伴侶可能被他迷住或受到脅迫，進而支援他們的所有一切物質需求，無論金錢、食物、藥物、酒或名牌服裝。寄生型的心理病態者從來不會因為這種依賴而感到羞愧或懊悔，然而，他們可能會假裝表現出羞愧或懊悔，並承諾做出改變，但一切只為了維持現狀。這種情況會無止境的發展下去，直到他們感到厭倦、找到更好的寄生目標，或者遭到制止。

亞瑟是家中的老么，上頭有一個哥哥和一個姊姊。他的父母親關係混亂，而且都是重度吸毒者。雖然亞瑟的病歷中沒有提到他曾經受虐，但事實上，他的哥哥和姊姊都有過悲慘的經歷。在亞瑟十歲時，他的父親離家一去不返，而他的哥哥姊姊也有樣學樣，搬離開家去建立自己的家庭和人生，於是，家裡只剩下亞瑟與母親相伴。

亞瑟發現這樣的安排相當舒適，事實上，有點過於愜意了。因為自從十六歲離開學校後，亞瑟除了坐著看電視和說服母親替他煮飯和打掃，他對任何事情都興趣缺缺。他不是個問題青少年，就我所知，他從未惹上任何麻煩。但他在生活中也不曾真正完成太多事情。他告訴我，他有一些朋友，他會和他們在公園廝混、一起抽菸，偶爾踢踢足球。但他口中的朋友，真的是我們會開心提及的那種朋友嗎？亞瑟甚至說不出任何朋友的名字，也無法形容他們任何人的樣貌。

等到亞瑟年滿十七歲，發生了一件難以想像的事：他的母親因腦動脈瘤而意外死亡。一直以來他完全依賴母親生活，突然間，他得靠自己了！他沒有工作也沒有資歷，而且對任何事都不感興趣。所幸他的哥哥願意短時間收留他，於是亞瑟搬進了哥哥和女友同居的房子，並設法找工作幫忙付房租。

一開始還算順利，亞瑟找到了一個在廚房刷洗鍋碗瓢盆的工作，他開始支付部分的房租，偶爾也買些雜貨回家。當我和亞瑟談起這件事，他說，三個月後他因為上班老是遲到而丟了工作，但他無法瞭解為何哥哥會如此氣餒。畢竟他已經幫忙繳了房租，不是嗎？他似乎沒想過，房租是一項持續性支出，而且，他也不太在意購物和烹煮三餐的開銷。

亞瑟請領了失業救濟金，成天坐在家裡看電視、喝啤酒，難怪他和哥哥的關係，尤其是與哥哥女友的關係越來越緊繃。哥哥的女友現在已經成了哥哥的未婚妻，他們想要擁有自己的空間，這種事完全可以理解，但事態因此更加惡化了。同樣的，當我向亞瑟說明這種情況，他卻顯得一頭霧水：「我在那裡沒有造成任何麻煩，」他聲稱，「我只管自己的事。」在我所認識論及婚嫁的情侶中，沒有人樂意有個小叔或小姑來佔用家裡的生活空間，更何況是個不做飯、不出門、不付房租，甚或不分擔購物的人。

最終這種緊張關係到達頂點，亞瑟被下了逐客令。十八歲的他不得不搬離哥哥的家，另尋住所。亞瑟打包了東西離開，但缺乏任何「現實世界」技能的他，沒有能力處理申請福利房的程序，也沒有熟識的朋友可以提供他住宿。亞瑟幾乎自暴自棄般變成了一個無家可歸的街頭流浪漢，並且開始大量使用毒品和酗酒。

他開始惹麻煩而且被警方盯上，還因為輕罪而多次被控告妨害治安、持有毒品和竊盜。最終，他為了毒品債務與人鬥毆，被警方控以普通傷害罪，並連繫他的哥哥來保釋他。亞瑟的哥哥並不情願，但對於在街頭流浪了六個月而衣衫襤褸、腳步踉蹌的弟弟，他實在狠不下心。但同時，他也因為得將亞瑟帶回與妻子一同生活，而感到心煩意亂。

然而，亞瑟以前與他們同住時就存在的問題，現在一個也沒少。此外，他的酒喝得更凶了，只要能弄得到手，幾乎來者不拒。此外，亞瑟還會吸食大麻和海洛因，這使他變得性情難以預料和暴躁易怒。後來，我在監獄和亞瑟互動時，我一直不太清楚什麼事情會讓他變得激動和有敵意，以及什麼事情是他輕輕鬆鬆就能解決的。

當我談到他在心理病態檢測中獲得了高分，亞瑟並不想否認什麼；但當我談到「類分裂性人格疾患」的可能性——這種疾患多半代表對關係不感興趣，以及不喜歡社會化——他會變得激動異常，逼得我們不得不終止談話。我只能努力去想像讓那個散發臭味、性情乖戾和經常醉酒的亞瑟住進自己家裡，是多麼糟糕的情況。

當然，這種事情讓人無法忍受，最後亞瑟的嫂嫂出面，喝令亞瑟必須離開。哥哥和嫂嫂願意幫助他申請福利房，但亞瑟對此事大發雷霆。他似乎認為自己有資格入住這個家，儘管他不覬覦房產的價值，而且還對改善環境做出了一丁點的貢獻。他斷然拒絕離開，最後爭吵變成動手，亞瑟和嫂嫂打了起來。慘敗的亞瑟跑進廚房抓起菜刀撲向他的嫂嫂，將一切歸咎於就是這個女人想趕走他，並且唆使哥哥這麼做。

不料，當亞瑟迴手向後準備揮刀，卻意外刺進了哥哥的大腿，恰好戳到股動脈。血液從傷口中噴湧而出，哥哥失去意識，情況非常危急。所幸救護人員及時趕到，縫合了傷口，避免哥哥失血過多。不久警察也來了，亞瑟被收押並控以重傷害罪。有鑑於亞瑟原先犯下的普通傷害罪和幾樁最近犯下的輕罪，加上現在這條重傷害罪，審理此案的法官看見一個危險性迅速飆高的人。為了保護大眾，法官增判了無限期的監禁，這代表亞瑟可能必須在監獄度過餘生。

＊＊＊

對大多數人而言，這是人生破滅的時刻，但對亞瑟來說則不然。事實上，我懷疑這是他這輩子所遇見最好的事。亞瑟在監獄中似乎過得很好，他需要大量的生活規則來防止他陷入麻煩，而且他需要被照顧。他喜歡重覆性的活動，也盡可能避開每一個人。亞瑟不像那些我曾相處過的大多數囚犯，我認為他不是一個重度上癮者，他會吸毒和喝酒，只不過是因為當他無家可歸時，身旁的人都這麼做；他根本沒有足夠的創意去設想出另一種適合的消遣方式。因此在監獄裡，他不曾特別想念毒品或外面的生活，有時他似乎覺得獲釋出獄才是令人害怕的事。

某次，在亞瑟被判刑後不久，我安排了會議來和他討論關於他出獄之後的打算，以進行風險評估。亞瑟雖然被判處無限期的刑期，但這屬於監獄的標準例行作法，因此，他還是有一絲希望可以被釋放。沒料到，這個可能性引發了火爆場面。

事情一開始就不順利。早上的課程表安排失誤，這表示亞瑟去了健身房，而不是來找我開評估會議。亞瑟喜歡健身勝於監獄裡的任何活動，我知道他不會想離開健身房。然而，喬西（你可能還記得前文提過的那位心理學家）建議我立刻通知監獄管理員，告訴他們評估會議的排程有誤，應該立即更正。監獄的每位管理員都非常敬重喬西，她是管理員出身，只要亮出她的名號，往往很快就能把事情處理好。

亞瑟遲到了十分鐘來參加會議，可以理解他的心情不是太好，因為他從心愛的健身房被拉過來參加一個稱不上「緊急」的會議。亞瑟走進房間時眉頭深鎖，就像卡通節目裡的壞蛋在陰謀被某個笨拙英雄搞砸時的模樣。加上他說巧不巧，留著修得非常窄的八字鬍，很容易讓人想起某位德國獨裁者，所以整體給人的效果不像怒火悶燒，而更像是一齣滑稽的喜劇。我想這應該不是他的本意。他撲通一聲坐進我對面的椅子上生悶氣，陪他過來的管理員聳了聳肩，彷彿在說：「抱歉先生，這不是我的錯。」

我嘆了口氣，打開筆記本。

「你好，亞瑟，謝謝你從健身房過來——」

「是啊，我本來可以待在那裡，你們讓我待在那裡，卻又叫人把我帶走。這麼做不公平，不是嗎？你們這些傢伙，我——」

我打斷他的話。「聽好了亞瑟，這裡明白規定，所有會議的優先順序高於一切。你也有一份時程表，可以清楚看到今早你要做的事。聽著，我不曉得你為什麼不讓管理員們知道進健身房的時間排錯了。」（那不是真正的問題，我非常清楚為什麼。）

「哼。」亞瑟回答，他顯然也知道這不是問題所在。

「好吧，我們今天在這裡，是為了談談你未來的風險評估。就像我上星期說過的，關於你出獄之後所做的打算。我們先談談——」

「你說什麼?!」亞瑟瞪大雙眼，瞳孔放大，看起來非常吃驚。

「你出獄後……所做的打算？」我大著膽子提醒。

「我才不要出獄！沒有人告訴過我這件事，你到底是什麼意思？」他的聲音差不多比平常高出了整整八度。

「不，你並不是馬上要出獄，我們只是在談有關未來——」

「你他媽的不能放我出獄！你沒有這個權力！」（他說得一點都沒錯。）

「我很抱歉，亞瑟，我不明白你為什麼生氣。你不會很快出獄，這只是在為你將來的出獄提前做安排。」

但亞瑟再也聽不進我說的任何一句話，他已經「頭殼爆炸」：這句監獄用語是用來描述情緒過度激動而無法正常思考的犯人，只能跟隨著怒氣行事。

「你他媽的不能這麼對我！我就知道，我根本不該信任你們所有人。你們全都想辦法要把我弄走，要把我送回貝爾馬希（Belmarsh）監獄，在那裡他們甚至不讓我使用健身房。你們全都替他工作，沒錯吧？」

身旁的管理員瞪大眼睛盯著亞瑟。如同多數的工作人員，我不認為他曾經見過亞瑟做過比喝杯茶的情緒還要激動的事。他花了一點時間來消化這個近乎變身博士般的轉變。不過話說回來，如果亞瑟突然攻擊我，他也幫不上什麼忙，所以我得讓事情緩和下來。

「你說替誰工作，亞瑟？」

「當然是菲利普親王！你們全都是。你們全都是可惡的傢伙！」

我想我最好指出技術上他說得沒錯，因為這裡是皇家監獄服務處（Her Majesty's Prison Service）。我隱約記得亞瑟有很深的妄想，他相信是菲利普親王親自建議將他送進監獄，即使他沒做錯任何事。至少他是這麼認為。

「聽著，亞瑟，我們只需要討論一下這個評估。這跟你會不會被釋放沒有關係，只是談談在你重回社會之後，你有什麼打算。」

我所說的每一個字準確而且懇切，並且考慮到亞瑟的最佳利益，但這話搞砸了一切。亞瑟突然從椅子上站了起來衝向我。好在身旁的管理員訓練有素，他當下就回過神來，從椅子上迅速彈起身，直接擋在亞瑟的面前，用一隻大手緊緊壓住亞瑟的肩膀。

「行了，亞瑟，我們深吸一口氣，然後坐下來。好嗎？」

亞瑟憤怒地瞪視著他，過了一會兒，亞瑟顯然明白到這並非他想挑起的打鬥，於是悻悻然坐了下來。我完全搞不清楚為何有關出獄的談話幾乎造成一個事件，我決定盡快結束這場會議。我請管理員帶亞瑟回健身房，並料想喬西會很有興趣聽聽亞瑟深藏的情緒，而且她肯定不會視之為一種逃避。

我不知道亞瑟那時跳起身來，是為了做手勢、虛張聲勢或是想攻擊我，好在管理員經驗老到，知道何時該介入，並且給予適當力度的聲明，所以我們不必找出答案。事後回想起來，我認為亞瑟非常害怕任何有關出獄的討論，他只想停止這個話題。然而，我不慎讓自己陷入一種情境，重現亞瑟在四年前犯案時的環境和遭遇，那絕非是件好事。

亞瑟所犯下的重罪——他因此而入獄——並不算特別，其中真正的受害者並非他原本要發洩怒氣的對象，不過卻讓他的故事增添了悲劇性的轉折。然而，亞瑟的獨特之處在於，儘管在每個方面，他都堪稱是一位模範囚犯，可是他沒有能力處理任何複雜的情緒。他迅速地倚賴了監獄體制，絲毫沒想過監獄設立的目的，不是提供犯人源源不絕的住宿和餐點，外加偶爾的送餐服務，而是要設法矯正他們。

＊＊＊

我必須承認，對於監獄的矯正成效，我們感到相當失望。接下來與亞瑟相處的兩個月，只要一提到監獄外的生活，對亞瑟來說，我找不到任何一件事是比監獄內的生活還要好的。亞瑟在每一方面都寄生於監獄體制，就像他曾經寄生於他的哥哥，以及在此之前，寄生於他的母親。他對於弄傷哥哥感到難過，但對於攻擊嫂嫂，則完全沒有悔意，也無法同理他們的處境。亞瑟似乎還在腦海裡改寫了犯罪的始末，他的印象變成是嫂嫂持刀刺傷了他哥哥，與警方的報告剛好相反。警方依據事發現場刀傷的角度，排除了亞瑟所說的事件版本。

事情發生了幾週後，負責監獄體育課程的管理員問我，下週五是否願意一道去健身房。屆時亞瑟將獲頒一個獎項，他顯然已經在划船機上完成了一百萬英里的里程數。當時，他是完成此項壯舉的少數五個人之一（另一名囚犯麥克沃伊〔John MacAvoy〕在二〇一六年登上新聞，他創下在划船機上二十四小時最長距離的世界紀錄——一百六十三英里）[1]。我一時震驚得啞口無言。我以為亞瑟只是一個寄生型的心理病態者，沒想到這名心理病態者擁有投入足夠時間的耐心，最終還能躋身人類耐心的菁英俱樂部？我以為心理病態者理應容易衝動、性情暴躁，不可能有耐心致力於這種目標，也沒有能力經歷痛苦、處罰和情感回報的漫長學習過程。[2]

後來我經常想起亞瑟的風險評估。當時他無法理解出獄的概念是一種假設情境，而誤以為我正設法將他送出監獄。久而久之，亞瑟的行為可能存在著某種解釋，包括缺乏社會化、興趣侷限、缺乏想像力、無力描述情緒、缺乏同理心等，這些全都是高功能型自閉症類群障礙的特質。我花越多時間和亞瑟相處，以及閱讀更多關於這類疾患的書籍，我越開始相信我們完全地錯判了亞瑟：他根本不是寄生型的心理病態者，而是罹患與遺傳有關的疾患，導致他基本上缺乏對其他人和社會化的興趣。

他的缺乏同理心，使得他迥異於所謂的心理病態者：他幾乎永遠處在一個被操縱的風險之中。我想，在一個滿是心理病態者的監獄裡，並不適合如此脆弱的犯人生存。然而，要可靠診斷某人是否患有高功能型自閉症的唯一方法，就是去訪談從小就認識他的人，因為童年是自閉行為最顯著的時期。此外，我們也可以找尋在成人身上進行這些診斷的專家。但是，我們所在的監獄，只有一群負責維護囚犯心理健康的心理衛生護士。

彷彿命中注定那般，隔間裡有另一名囚犯表現出非常僵固、堪稱自閉的行為。德瑞克（Derick）每天早上都會跟監獄管理員玩著一種古怪、甚至有點變態的遊戲。他在前往監獄的另一頭上工前，會在牢房窗台放上一排顯然按隨機順序擺放的巧克力。當時獄方因為擔心囚犯持有行動電話——BMW公司剛發明的一種約信用卡尺寸的電話——而增加了查房的次數，而搜查囚犯房間的最佳時機，當然是趁他們不在時。因此至少每週兩次，當德瑞克完成工作回來時，會發現他的巧克力已經被移動過，不在他先前精心擺放的位置上了。為此，他相當不開心。起初，這或許只是工作人員查房時笨手笨腳的結果，然而德瑞克開始將這件事轉化成一種由他刻意促成的「工作人員—囚犯巧克力協商會議」。

「我想說，我發現我的財產又被動了手腳。」德瑞克結結巴巴的說著，帶著高昂的情緒。

另一名囚犯回答：「真是夠了，別又來了。德瑞克，你就不能把那些鬼玩意兒收起來嗎。」

「不行！這些東西對我來說非常重要，它們讓我在這個瘋人院裡有安全感。你為什麼不能明白這點？」

某次，一位資深管理員竭盡耐心的跟他說明：「德瑞克，我們已經盡一切努力來確保查房時不會弄亂犯罪人的財產。但這裡是監獄，查房次數不是由我們決定，那是政府依據……」這位管理員審視房間找尋著保羅的蹤跡，「監獄中存在的違禁品，所做的安排。」

此時保羅的詭計多端尚未被人察覺，聽到這話，他裝出各種吊兒郎噹的表情來激怒監獄工作人員，藉以自娛。一如往常，保羅對著聚集的工作人員和囚犯嘻嘻笑。

德瑞克對於這位管理員的解釋充耳不聞，加上被保羅挑釁的表情給惹怒，他變得更加生氣：「我不明白你們為什麼需要搜查窗台。我的意思是，糖果又不是違禁品，窗台一眼就能看穿，除了我排列出來的那些非常獨特的圖案，那裡空無一物。為什麼你們就是非動它們不可？」他的情緒迅速擴散到整個房間。

「我真不敢相信我坐在這裡浪費時間爭論巧克力的事。」先前在會議中保持沉默的一名囚犯忍不住回應。另一名囚犯接著反駁：「你最好閉上嘴，斯塔福，我們都知道是你每天早上都在淋浴間拉屎。」

「你在胡說八道什麼啊，有種過來啊——」衝突乍起，斯塔福和另一個人馬上被拉出房間，導致會議被迫中止，而德瑞克則顯得異常愉快。

在這次的意見交流中，德瑞克看起來似乎真的受到了委屈。或許吧！但當中有些事我不太明白。德瑞克和亞瑟兩個人年齡相仿，但這是他們唯一的相似處。德瑞克是園藝組的固定班底，也經常「為了好玩」而嘗試其他的活動。他喜歡跟心理學家打交道，不過每當必須專注於某件事，他就會顯出無聊和不耐的神情。更糟的是，擺放五個重量極輕的糖果在窗台上，就像某種特殊的設計，因為只要風輕輕一吹，糖果很可能就移位了，就好像被管理員動過一樣。這種行為似乎就是故意找麻煩，但著力的痕跡少之又少。我認為這是德瑞克的計謀，試圖挑起與工作人員的對立，好讓自己看起來總像受委曲的一方。

此外，我實在不明白，巧克力如何、或為何對人有如此重要的情感意義。我曾見過著魔般的囤積行為，但被囤積的物品至少具備某種內在價值，例如，在我曾任職的醫院裡，有一位病患囤積了許多雙Nike運動鞋；另一位病患則收藏古董鋼筆，這些物品都有明確的價值。但是，巧克力是容易被取代的東西，而且如德瑞克所言，在監獄中絕對合法。意思是，如果工作人員弄丟了這些巧克力，德瑞克可以弄來更多。在我看來，德瑞克不像亞瑟那樣，被困在一個想像中要處罰他的世界。事實上，德瑞克的作為無疑是想要操縱別人，甚至可能是心理病態。

我懷疑德瑞克在詐病，假裝自己患有強迫症，好讓他握有對付工作人員的把柄，藉以被移送到可以更輕鬆度日的醫院。然而，一名需要幫助的囚犯，尤其是亞瑟，則可能因為監獄的管理方式而被忽略。如果我能建議精神科醫師也評估一下像德瑞克這樣的威脅，以及或許安排轉移可憐的亞瑟，相信那是每個人都能贊同的結果。

後來，我們找到一位精神病學的顧問醫師暨自閉症專家來到監獄進行評估，如果亞瑟可以獲得他所需要的幫助，去認識他不曾擁有過的生活，並且願意離開監獄；而德瑞克則可以被專業醫師揭露是個膚淺、患有心理病態的騙子，那麼在我看來似乎是再恰當不過的結局。

＊＊＊

我甚少從監獄服務處讀到令我覺得津津有味的正式文件，但這件事發生不久，我撥出時間仔細研讀那位顧問醫師的報告。德瑞克的案例是第一次被討論，這位精神病學家花了大量的篇幅講述德瑞克失常的家庭生活、缺乏與人建立關係的能力，以及需要慣例和儀式。

令我大為驚訝的是，這位顧問醫師在結論中總結說，德瑞克極不適合待在監獄環境，監獄生活只會加重他的疾病，因此必須儘早移轉到診所，接受專業的特殊照顧。「哈，」我自忖，「原來如此。」很快的，我開始想像那該死的「巧克力協商會議」從生活中消失，也發現我對自閉症到底是一無所知，而這位專家可能對這類處置做出了最佳判斷。

我接著閱讀有關亞瑟的部分，對此我更加聚精會神。這部分寫得一絲不苟，解釋了我記錄在評估報告中的每一件事，內容包括這位精神病學家提到亞瑟說起他的犯行時被測量到的神經抽搐：零點五赫茲，也就是每秒抽搐兩次。甚至他在報告中，讚揚我做的評估相當周到，這令我有些羞赧。然而真正令我吃驚的是結論。他在結論中決定了亞瑟的命運：他認為亞瑟是一個危險的心理病態者，無法藉由心理衛生服務來提供幫助，因此剩餘的刑期，都應該讓亞瑟留在監獄裡。

我真的錯得離譜。

如今，我還保留著這份精神病學報告的副本，加上幾十年累積經驗的後見之明和廣泛閱讀。我不明白這位精神病學家如何從相同的資訊中，拼湊出與我如此不同的見解。有很長一段時間，我以為我的理解必定過於天真或無知。如今，我的經歷告訴我，從事心理衛生的專業人士對於看似紮實的事實，有時就是會有不同的解讀。尤其當他們知道事情涉及保護大眾的高度風險，或者為了控管昂貴或寶貴的資源（如司法心理衛生病床），情況更是如此。然而，每當我想起那個坐上划船機、餘生將完全倚賴監獄體制的亞瑟，我仍然覺得無法釋懷。唯一讓我寬慰的是，亞瑟大概認為這種結果真是再好不過了！只要像我這樣愛管閒事的人不要介入他的案件。

第六章　邊緣人丹尼

那是我在醫院嶄新的病房上班的第一天，這個單位專門收治罹患了嚴重人格障礙的病患。我身邊跟著時髦的護理長傑克，他是一位具備三十年看護經驗的老手。傑克的氣勢令人望之生畏，有點像西班牙演員安東尼奧．班德拉斯（Antonio Banderas）和約克郡板球投手佛萊迪．楚門（Freddie Trueman）的混合體。他長得好看，但講話粗聲粗氣，而且時常面露倦容。

病房裡靜悄悄的，氣氛有些緊張，當病患和工作人員都是新來乍到時，情況往往如此。目前大夥兒還在設法解決問題，讓事情運作順利，尤其是如何有效地避開彼此。傑克並不擔心，他大概每天都在經歷這種事，而且他的個性是如此鮮明，肯定能用氣勢和笑談來打破冷場。

我們走向一位年輕人，他的年紀頂多十八歲，但明顯臉色蒼白、雙眼紅腫，看起來就像個長期接受機構照顧的人。他彷彿弱不禁風到隨時會跌倒。就在這時，傑克突然擺出拳擊手的站姿，似乎要對準這位年輕人的頭部揮出一記直拳。我的恐懼感瞬間飆升，心想著該如何制止這個我才剛培養出一些友誼的男人。但傑克的拳頭在最後一刻倏地往上拉，而那位年輕人順勢倒下，然後發出一陣陰險的咯咯笑聲。「你好嗎，傑克？」他對我的同伴打招呼。我不確定是誰被開了玩笑，如果這算玩笑的話。

這是我第一次被介紹給丹尼。當天稍晚，我聽說丹尼在診察室裡趁著無人看管的空檔，將一根玻璃導管塞進了他的陰莖，並且將導管折碎成兩段。某位同事稱呼他是一個「真正令人心情低落的病人」，雖然我不知道這代表什麼意思，但從他選擇對自己施加這個可怕懲罰的那一刻起，我的心已經碎了。

從某種意義上來說，每位進到安全戒護醫院的病患都教人感到洩氣。他們通常經歷非常艱辛的生活，面對程度不一的忽略、虐待、犯罪、濫用藥物和精神疾病的糾纏，久而久之使得他們失去了反抗能力，直到犯下足夠嚴重的罪行，讓法官或陪審團開始懷疑他們是否神志健全，足以為他們的行為負起責任。換句話說，他們的罪行嚴重，而他們的故事讓人感受到關於生命的傷痛和沮喪。

然而，當我們與這些暴力與虐待的受害者兼加害者相處，有兩件事特別容易引發絕望感，那就是天真和希望。當我們從重刑犯的身上看到一種天真的特質，會知道這個人因為一時的瘋狂而失去了一大部分的人生和自由。然而，我們也想要感受希望，因為要放棄一個二十出頭的年輕人，比起放棄一個年近六十、服完第五、第六或第十個刑期的「監獄老鳥」，來得因難多了。

將天真和希望這兩種特質放在一起，你會獲得一個令人感到沮喪的病人。你一旦認識他們，你的心會因為他們的天真而下沉，而當你讀到他們的犯罪檔案，你的心會更往下沉，最後你會眼睜睜看著他們阻撓並毀掉讓他們重生的每個機會，在這裡消耗掉全部的人生，於是你的心碎了。

丹尼年紀輕輕就進入醫院。他的母親和哥哥曾遭受父親的嚴重虐待，而父親在丹尼年幼時便離家一去不返。丹尼的母親似乎是個充分利用人生逆境的人，她努力對抗精神健康不佳的困境，但或許是因為遭受到前夫和之後幾任伴侶的虐待，她的病情持續惡化。丹尼的哥哥透露說，在丹尼還是個嬰兒時，母親曾將他藏進書桌的抽屜裡，以躲避父親的怒火。在丹尼八歲時，他母親被判定身心狀態難以照顧幼子，於是丹尼被送到寄養家庭。

寄養家庭對幼童來說是難熬的地方，無論他們在那個家庭中是否遭遇到困難。關於如何養育領養來的孩童，各式各樣的養父母抱持著各式各樣的態度，但較稱職的養父母會承認自己能力有限，並迅速將真正具有破壞性的孩童交還給社會照護機構。

丹尼起初獲得妥善的安置，他跟著一大家子同住，包括養父母的兩個親生子女，以及其他四個領養來的孩子。這對父母顯然十分擅長養出健康的孩子，可是他們沒有密切監視孩子們的行為。丹尼和他的兄弟姊妹經常在城裡到處閒逛，跑到舊建築物裡玩耍，偶爾偷東西或縱火。某次他們和幾個朋友在城鎮邊發現了一座倉庫，個子小又動作敏捷的丹尼很快爬上了屋椽，結果不知是誰在下面放了一把火，導致老舊、乾燥的木材迅速著火，將他給困在了樓上。

幸好那群孩子當中，有人注意到丹尼不知去向，並在逃跑前打電話給消防隊。消防隊員順利救出丹尼，他沒有大礙，只是吸入了一些煙霧，但是他相對安定的寄養生活就此結束，丹尼又被送到看護中心。此後，就在一連串混亂的寄養安置和住進看護中心的生活中，丹尼與幫派份子的往來日益密切，讓他得以與人建立起一種半穩固的友誼。十六歲時，丹尼離開看護中心，並犯下幾條輕罪被警方記錄在案，這些罪行涉及與幫派活動有關的毒品交易。

要去預測這種混亂破碎的生活對一個青少年人格會造成什麼樣的影響，猶如一門煉金術般的藝術，但在丹尼的案例中，它顯然展現出某種病態的結果。丹尼的身旁沒有一位像父親般的人物，也沒有母親，他輾轉於不同的寄養家庭和看護體系，從來沒有機會好好想清楚自己是誰。他不知道應該如何當個男人，對於被缺席的母親遺棄而感到忿恨不已，即便他的母親是真的無可奈何（年輕人似乎總將人生中的困境怪罪於母親，如此他們便可以繼續像他們那個可怕、施虐的父親一樣強大，認同著他們生活中的侵略者）[1]。

丹尼發現要「變成一個大人」的過渡期十分艱辛。他往往將憤怒和困惑轉向自身，用剃刀和刀子自殘，在身上留下駭人的疤痕——有些是在臉上——使別人感到害怕和退避三舍。我能想到的是，可能就連幫派頭子也開始迴避他，同時發現他的個性太不穩定並且難以預測，不堪委以大任。

身分混淆加上情緒調節失當、難以預測的衝動和被引導向內的憤怒，這種組合經常被視為一種精神疾患的核心特質，這種疾患稱作「邊緣性人格障礙」。邊緣性人格不同於美國精神醫學學會的《精神疾病診斷與統計手冊》（簡稱DSM）中正式認定的心理病態，這種疾患在女性的身上通常比男性的身上更常見[2]，而且在許多層面似乎與精神疾病的多數關鍵特質不相容。

不在乎別人看法的人，怎麼會因為沒有身分而感到痛苦？心理病態者的冷酷無情，又如何能與情緒調節不良相容？當然，簡單的答案是，它們就是無法相容。而像丹尼這樣可能是「邊緣性心理病態者」的原因，比起真正的個別疾患，更多是與心理病態檢測PCL-R量表有關。由於檢測中有超過一半的項目涉及衝動和反社會的特質，因此心理病態的某些特質與邊緣性人格障礙同時存在的程度相當高，儘管後者不具備心理病態最核心的某些特質。所以，雖然自戀型邊緣人格沒有道理如此表現，但丹尼的憤怒、脆弱以及對自我的憎恨，確實使得他對於施加在別人身上的痛苦漠不關心，麻木不仁。

***

英國國教會曾經介入這個困窘又憤怒的年輕人的生活。有一位當地教區的牧師對丹尼特別感興趣，教會提供了丹尼在混亂生活中的一些穩定性，以及近似穩定性的東西，很像幫派曾給予他的支持。這位牧師對於丹尼令人觸目驚心的外表似乎不以為意，他和丹尼定期討論信仰和宗教問題，甚至提到擔任神職人員的計畫。我相信丹尼在這些談話中發現了非常重要的東西：他尋求與在醫院工作的其他宗教領袖「再創」這些事物，先前他們已經各自決定皈依伊斯蘭、威卡教和惡魔崇拜。

然而這些人當中，沒有任何一個人離不開醫院，這個事實提供了線索，說明丹尼內化的混亂，如何導致了他在社區教會中施暴，使得他的第一位受害者身負重傷。與被診斷出邊緣性人格障礙的人相處，最困難且持續不斷發生的問題之一，就是他們渴望獲得身分，也渴望依附明確的事物，好讓他們在照鏡子時終於能認出自己。我們身為專業人士，時常落入設法滿足這個有如無底洞的渴望，以及試著「修復」東西的陷阱，彷彿替某人找到身分、並且替他們安上這個身分，是一件有可能做到的事。事實上，在多數情況下，我們辦不到。我們無法填補這個空洞，我們沒有變成英雄，而會被當作失敗者，最終遭到拒絕。這種拒絕可能有許多種形式，但當渴望越是強烈，反彈就越激烈，這樣理解或許是有些道理的。

丹尼的情況便是如此。他接連幾個月去上教會，幫忙舉辦活動，並和教區牧師進行長時間的討論。然而牧師所說的某些言論，讓丹尼感覺到被拒絕。我無法確切知道內容，因為丹尼不跟任何人討論他的犯行，而且他的案件檔案提供的細節非常少。然而，從丹尼與醫院牧師的互動中，以及這些互動成功地支持他轉換到不同的信仰系統，我開始瞭解內情。

信仰和靈性事物必然承載著情緒和感覺。被某個信仰拒於門外，對自尊可謂嚴重的打擊。基於同樣的理由，在啟蒙時代之前，被逐出教會是一種極為可怕的懲罰。我懷疑丹尼下意識想「測試」教區牧師對他的承諾，看看他是否真的是另一個不值得信任的缺席父親，因此說了某些挑釁的話語，試圖引發拒絕。他是否談到了對另一種宗教的好奇——有鑑於丹尼的極端行為和言論——或者，他可能談到惡魔崇拜？我不知道。但無論是什麼，都超出了一名牧師所能承受的範圍，於是牧師生氣地駁斥丹尼。當牧師轉身離開，丹尼拿出他隨身攜帶的刀子刺中牧師的後背，還刺穿了肺部。並且在下手之後驚慌地逃跑。

身負重傷的牧師大難不死，他向警方報案，當然，沒有朋友也沒有得到黑社會庇護的丹尼很快遭到逮捕。他被控以殺人未遂，後來減罪為蓄意傷害。這條較輕的罪行仍然可能重判，丹尼接受判決時，法官考量到此攻擊行為的本質——無故、冷血地從背部攻擊他人——判處他十年監禁。

監獄對丹尼來說不是個好地方，這裡的生活相當無聊，而且有大量無人監督的獨處時間。他開始逐一實驗最極端的自殘手法，尤其是自我閹割的各種手段，他似乎將先前犯下的惡行，歸咎於自己的「男子氣概」。英國監獄是個嚴峻的地方，但當獄方人員知道他們遇上棘手的個案時，會申請將犯人轉送到醫院，這代表丹尼會在安全戒護醫院服完刑期，而且必須待在那裡直到精神科醫師認為他足夠安全可以釋放。從他的轉移紀錄看來，負責評估丹尼的精神科醫師們對於是否收治他，不尋常地幾乎都無所保留。

＊＊＊

當我遇見丹尼時，他有嚴重的自殘問題。他不被允許碰觸任何可以用來綁東西的細繩，因為他會用繩子纏繞住自己的生殖器，藉以阻斷供血，好讓組織壞死脫落。除了臉部的傷疤，他的腿上也持續出現傷口，因為他著魔似地反覆撥弄那些從未癒合的傷口，他隨時會用指甲掀開傷口，任意使其大量出血。大多數的時候，他的病房空空蕩蕩，因為丹尼能將最普通的物品——CD、鞋帶、鋼筆和鉛筆——變成用來傷害他身體的東西。

我發現，雖然丹尼一開始易於相處，但時間越久，我們的互動越來越困難，在某段期間尤其如此：週一時，我和他一起在病房裡開心的玩桌上足球；到了週三，我的筆記上寫著，我覺得他「極為惱人」，以及，「他對於我跟其他工作人員和病患的互動，產生了負面的觀感。」他堅持要到處跟著我，反覆傾訴他那半妄想式的宗教信仰。隔週的週五，他的心理狀態變得非常不穩定，最後被護理人員隔離起來。

在此之前，我從未見過被隔離的病患，我不得不——或許部分因為窺視欲，部分出於科學責任感——進行調查。丹尼赤身裸體地坐在一張沒有床墊的床上（他顯然找到辦法從床墊中抽出細線，當作纏繞陰莖的止血帶），他的生殖器被穩穩夾在雙腿之間——是為了維持尊嚴？試圖掩飾他的男子雄風？或是有其他的目的，不得而知。他聽見我和走廊上的值班護士說話的聲音，臉上露出微笑，試著找尋我的身影。但我無法迎向他的目光，或讓他知道我是在這種情況下看見他。

在隔離區，我見到一個冷漠陌生的場景，彷彿出自大衛・鮑伊（David Bowie）主演的電影《天外來客》（*The Man Who Fell to Earth*）。牆上覆蓋著血跡，丹尼在上面塗寫了一連串無意義的異教文字，連同大量的五角星符號。這些血，取自於他小腿內側的傷口。地板和床上到處濺滿了血跡，除此之外，房裡空無一物，只有川流不息的工作人員不停進來檢視病人，幾乎就像觀賞一場極端的表演藝術。我開始覺得這些人簡直就像個窺視狂般非常的不道德，但值班護士解釋，他們都負有照顧病患的責任，需要更瞭解他們所服務的對象。而我，則像個在觀察觀察者的人，這讓我對於參與此事感到加倍內疚，當時我在機構內的時間，還沒有久到足以長出一層厚臉皮。

此番場景讓人痛苦，而整個事件也對我留下了影響。接下來的幾個星期，我惡夢連連，夢中出現大量的鮮血和陌生的環境。這次的經驗之後，我跟丹尼的互動變得非常困難，或許最困難的部分，是丹尼本人幾乎完全不受影響，並且已經從他那天的行為中抽離了出來。他想若無其事地和我說話，但我卻無法像他一樣，將眼前的男人與那個在孤獨牢房以血作畫的人區分開來。

在許多方面，我從丹尼身上學到的東西，遠比從其他病患身上學到的還多，他的行為讓我改變了看待心理病態者和一般病患的方式。他提醒我，我必須找到辦法來限制我對他們的同情，不是因為他們不值得被同情，而是因為這對於我的潛在傷害實在太大了。我不知道是否正因如此，我被提醒要留意那些會令人感到沮喪的病患，並非因為他們會造成我身體上的傷害，而是他們對於一個正常人的心理狀態，產生了潛在的危險性。在與丹尼相處之後，我被迫立即為自己建立起更堅固的界限，並且更加從治療的角度來思考事情。同時，我也擔心這會是一種不那麼真誠的方式，來處理我與病患和囚犯的互動。

＊＊＊

丹尼的案例讓我知道，心理病態與精神錯亂之間的分界線，有時就如紙張一般薄。要區分兩者是一件困難且令人困惑的事，因為這十分仰賴精神病學和心理學之間不甚明確的區分。「心理病態」聽起來類似於「精神病」這個的事實，並無助於清楚區分兩者。精神病是用於指稱嚴重且通常急性的心理疾病類型，它會損害一個人理解現實的能力，而且幾乎與「精神病理學」（‘psychopathology’）在內涵上高度重疊，後者是對任何種類心理或腦部疾患的總稱。

然而，心理病態既非一種心理疾病，也並非描述任何種類的「籠統」心理狀態。心理病態所指的是，據信部分出於基因、部分因為我們成長所遭遇的環境所導致的疾病，它會造成某些腦區發展不足，這些腦區通常控制了我們辨識情緒的能力，例如恐懼或悲傷，以及有效估算風險的能力。

這代表著心理病態者不同於精神病患者。精神病患的心裡有「太多東西」在糾纏，並且與現實脫節，而且也不是罹患常見的或「神經質」類型的心理疾患，例如抑鬱或焦慮。至於心理病態者，則是未能發展出他們人格中的重要部分，包括與他人形成持久的關係、或是對別人展現溫情的能力，這些都是每個人賴以安度人生的憑藉。

在影集《追殺夏娃》的第二季中，有一個特別引發共鳴的片段。影片中，自戀的權貴皮爾（Aaron Peel）描述薇拉內爾是「一片空白」。這是一個絕佳的性格描述，因為他注意到心理病態者缺少了那些我們視為理所當然的重要能力。由於缺乏這些能力，他們必須依據「最佳猜測」來行事，揣度人們的反應，以及如何模仿溫情和親密感等。

丹尼岌岌可危地擺盪在現實——儘管是一種反常的現實，身處其中，他總是情緒激昂、強烈和難以克制——與精神疾病之間，他似乎完全無法貼近自己的所思所想，使得他對自己和別人做出許多無法形容的事來。按照字面意義，他持續處在這個邊界上，這就是「邊緣」這個用語的由來。

＊＊＊

我差不多已經說完了丹尼的故事，但故事還有尾聲。在我即將結束醫院的工作時，丹尼的狀況看起來已穩定多了，而且近乎平靜。他告訴一位心理學家，他想要自我閹割是為了改變性別，因為他對身為男人感到很不自在。這說明了他厭惡他的生殖器的原因，或許也說明了他對於目前為止的人生選擇感到不滿。

更好的消息是，有一位專攻變性手術的醫師已經跟丹尼會過面，並且認為他是接受變性手術的絕佳候選者。在我上班的最後一天，我得知手術時間預約在一個月之後，屆時丹尼將變成一個女人，這對於年輕男性來說可是一大步；而當年是二〇〇〇年代中期，比起現今開放進步的年代，無疑更是勇敢的一步。丹尼的臨床團隊全都支持他跨出這一步。

幾個月後，我聽某位同事說，就在進行變性手術的一週前，丹尼取消了手術。他聲稱是被顧問醫師逼著去做這件事，一切都是「誤會」。我不知道該做何感想，我曾經希望這個手術能解決丹尼的問題，但是我錯了。我不知道他還要再困惑多少年、他是否會找到可以讓他固定下來的身分，以及，即便他找到這個身分，又是否足以讓他在變老之前獲得解脫。

第七章 無悔意者安琪拉

二十六歲時，我首度任職於英國的三所最高安全等級戒護醫院之一。我所服務的「人格障礙」單位堪稱「醫院中的醫院」，想進入其中，你得沿著兩側各種專科病房的走廊，一路穿行過總醫院，包括智能障礙病房和女性服務部門。

當時我才上任約三個星期，某一天，行經女性病房時，門突然啪嗒一聲打開了。身處這類高安全等級的醫院，這種事可說非常不利於每個人的血壓，特別是我的。和我一起行進的人群立刻緊貼著牆（牆面中段設置了厚厚的防撞墊料），盡可能讓出最大的通道，降低被揮舞的手腳莫名擊中的機會。

門裡倒退著走出一位護士，忽動忽停，彷彿想要接住一顆朝他扔過來的球。接著，後方隨即出現了一名體型碩大、近乎赤裸的女人。她的皮膚沾著血污（她自己的血？另一位病患的血？別人的血？）嘴裡發出沒人聽得懂的喊叫，並朝著四面八方拳打腳踢。在她的身旁聚集了六名不同性別、長相、體型和等級的男女工作人員（這是一九九二年布侖—庫柏〔Blom-Cooper〕報告發表之後的規定編制[1]），拼命想辦法抓住她。

不停揮舞的手腳和淒厲的尖叫聲，讓黑芬（Nicolas Winding Refn）的電影《失控的布朗森》（*Bronson*）中的約束場景看起來就像小打小鬧的小兒科，你會驚覺此刻上演的才是真正生死攸關的事。「淋浴時間。」一位護士莫測高深地嘀咕著，一群人已經抓住那個還在尖叫、掙扎和流血的女人，眾人從我們身旁走過，前往醫院中央的休閒娛樂區。我不確定這是一種狀態的說明，或者表明目的。

我看向身旁的人，投以「這是怎麼回事？」的詢問目光。強尼是最近剛取得資格的臨床心理學家，我們在幾個星期前的就職儀式上認識。「那間將是我負責的病房。」他說話的語調，使我想起即將翻越戰壕牆的英國大兵。

我目睹的景象令我震驚不已。久而久之，我開始認為監獄和安全戒護醫院的建構和運作方式，似乎是為了折磨和敵視所有的女性病患，就像它們為了像亞瑟這樣的男性，提供了一種奇怪的收容方式。當被收容的男性發現這裡的生活難以忍受，他們會變得具有攻擊性和「難搞」，而女性囚犯和病患面對這種封閉的生活方式，則似乎會轉而攻擊自己、傷害並毀壞自己的身體。[2]

我常常發現，要處理情緒問題，比處理人際間暴力產生的後果，要來得困難許多。我認為這是因為在「典型的」身體暴力案件中，受害者與加害者的區別相當清楚。然而，一個自殘的病患卻本身既是加害者，同時也是受害者。因此，你很難調解你的感情，包括了對加害者的憤怒和對受害者的同情。

這名女子為了監禁問題而拼命抵抗或許不令人驚訝，監獄和精神病院本來就是一種為了男性而設計的機構，即便對男性而言，似乎都過於罔顧人性了。但沒有人考慮到女性在這些機構中的定位，直到二〇〇七年，英國衛生服務部門才開始發展出「紹索爾果園單位」（The Orchard Unit in Southall）之類的服務機構，這種地方是專門根據那些有心理疾患的女性犯罪人的需求而設計，而非只能淪為男性監獄或醫院的附屬機構。

***

「女性的心理病態者」，這個概念似乎以一種獨特的方式擄獲了作家和藝術家的想像。如果政府在二〇〇二年時估算女性心理病態的犯罪人僅有四十名，而男性是兩千名，那麼從相關的文學作品看來，的確帶有一些偏見。

電影《女魔頭》（*Monster*）中描寫的烏爾諾斯、《追殺夏娃》中的薇拉內爾或《危險關係》中的梅黛夫人，她們全都是經典人物，如果加上不那麼知名的電影、書籍和電視節目中數不清的類似角色，那麼相較於現實環境，女性心理病態者更加具體地存在於我們的媒體當中。如同我在第一章說過的，我們對於真正的女性心理病態者所知非常有限，這似乎是有點奇怪的事，因為竟有這麼多作家決定以她們做為書裡的角色。

要設定一個虛構的女性心理病態者角色，似乎有兩種方式：最常見的方式是保留與男性心理病態者相同的情緒和人際互動特點，但扣除掉「混亂的」反社會和生活方式的層面（衝動、寄生、普遍的犯罪傾向），而取代以藉由誘惑和操縱，去控制別人。另一種方法，是描寫一個如同男性心理變態者一樣的女性人物——混亂、殘暴、毫無悔意的罪犯——看看能套用到什麼程度。我認為這種作法更難成功，因為它違反了我們普遍對於女性的看法。

當《追殺夏娃》的編劇布里奇（Phoebe Waller-Bridge）說她利用來自美國亞利桑那州的殺人犯安琪拉．辛普森，作為創造薇拉內爾這個人物的部分靈感時，我感到相當好奇。女性心理病態者的罕見程度，是我沒有太多跟她們相處經驗的原因之一。但坦白說，第二個原因是，我發現她們比男性更令人害怕。最讓人害怕的事物，往往也最能激起人們的好奇心，這也是我會寫這個篇章的原因。

我看得出來安琪拉．辛普森為何是用來檢視真實的女性心理病態者的好案例。她因為極端的殘暴和無情而被定罪，有段時間她不停接受電視訪談，訪談中，她幾乎就像樂在其中那般向記者揭露她的冷漠無情和缺乏同理心，以及對犯行的毫無悔意。在許多方面，她表現得像個怪物，她是那種對連續殺人犯著迷的人會蒐集資料的對象，倘若她不是那麼早就落網的話。

辛普森先前和一名叫泰瑞．尼利（Terry Neely）的四十六歲男子認識，對方似乎對她頗有好感，也許是因為性的吸引力，或如同某份文件的推測，因為她是個強勢、有主見的女人，對於警察和執法單位對少數族群的迫害抱持著強烈的批判態度[3]。顯然是為了打動辛普森的芳心，尼利告訴辛普森，他在坐牢時曾經打過同房獄友的小報告，並暗示（似乎沒有任何根據）他其實是警方的一名線民。然而，他不該說這些話，因為在辛普森心中，告密者絕對是她暗殺名單上的第一名，排名在性侵犯和警察前面。

幾天後，二〇〇九年八月，尼利再度遇見了辛普森。辛普森提議去她的公寓玩玩，她願意提供毒品和性服務。坐著輪椅的尼利順從了這個要求，接著，辛普森說服尼利將輪椅留在公寓外頭——我們後來會發現這變成一件重要的線索。然而一進入公寓，尼利就被綁在面對鏡子的一張椅子上，歷經了兩天可怕的折磨。辛普森用拆輪胎棒將他打到數度昏迷，還用各種刀子捅了他五十多次。接著，她用鉗子拔出他的牙齒，並將一根三英寸長的釘子，用鐵鎚敲進他的頭蓋骨。

隔天早上睡醒之後，辛普森用電視纜線將尼利絞殺，然後肢解了他的屍體。她打電話叫來幫凶——一個叫愛德華・麥克法蘭（Edward McFarland）的光頭佬——兩人借來鄰居的廂型車，將尼利的遺骸扔進當地教堂外的垃圾桶，並且縱火焚燒。顯然，辛普森如實告訴了廂型車的車主——後來被傳喚作證——她殺死了尼利，需要車子來處理屍體。

由於安琪拉案引發大眾的關注，而且以非常「經典」的方式呈現出她是個心理病態者，因此或許可以說明心理病態與人類發展有關的幾個重點。在此，我真正想要回答的問題是：是什麼因素，造就出一名心理病態者？還有，一名真正的女性心理病態者，可能會有哪些異於常人之處？

＊＊＊

辛普森的罪行並不算特別複雜，儘管就我的經驗而言，它展現了比較殘暴的殺人技巧。更複雜的是辛普森上法院和發展的歷程，因為相關細節並不完整，而關於她的經歷、動機、犯罪細節、甚至受害者的數量，辛普森本人向不同的訪談者提供了好幾種相互矛盾的版本。

我們確切知道的是，辛普森在一九七五年出生於美國亞利桑那州的鳳凰城。她的童年生活據說「一團混亂」，由於她從小在家遭受到身體虐待和性虐待，她一再被送去寄養。[4]辛普森描述她從十歲開始因為精神問題而住院治療，或許因為這樣，她在成年初期就養成了吸毒的習慣[5]。她在三十多歲之前生了四個孩子，但考量到她的吸毒問題，法院裁定這些孩子與外婆同住。為了支付毒癮的開銷，辛普森轉而從事性工作，據我們所知，這是她主要的收入來源。

為什麼辛普森突然從一個吸毒的性工作者——很可能是藥頭和顧客性虐待下的受害者——轉變成自封的「復仇天使」，原因並不清楚。我們確切知道的是，在二〇〇九年六月，三十三歲的她盯上了該區一個性犯罪慣犯，夥同了幫凶愛德華．麥克法蘭，闖入那名男子家中，將他捆綁起來毆打，搶劫了他的財物，還警告他說，他們會再回來。起初，警方並沒有想到辛普森涉案。

＊＊＊

二〇〇九年八月，在尼利離開住家三天後，當地牧師在教堂外察覺到一股燃燒肉類的氣味。消防隊獲報前來之後發現了人類的遺骸，於是通知警方。儘管警方鑑定出受害者的身分，但找不到指向兇手的可能據證，也沒發現尼利的輪椅。

不久，辛普森被逮捕，並因為兩個月前犯下的武裝搶劫而入獄，她在那個案子中捆綁住受害者的手腳——那名認罪的性犯罪者——並且再三恐嚇他。警方認為這兩起案件的犯罪手法相當類似，並且也找到那位借車給辛普森的鄰居，於是便前往查看了辛普森的公寓。果不其然，失蹤的輪椅就放在屋外。他們在屋內找到尼利的血液證據，足以確定兇手的身分。警方以一級謀殺罪（美國最嚴重的謀殺控告）起訴辛普森，並以幫助和教唆的罪名起訴麥克法蘭。辛普森在訪談中「自豪地」向警方承認是她殺害了尼利，卻在後來的法庭上做出無罪答辯，大概是為了避免被判死刑。

＊＊＊

在辛普森被逮捕和起訴的幾個月內，她接受了來探監的當地記者採訪。訪談中，她表示她的確犯了罪，但她樂意這麼做。我無法想像她的辯護律師看見這段影片在全國電視網播放時的臉色。因為起訴的首要條件，就是這樁殺人案是出於「故意」和「預謀」，而辛普森的現身說法充分證實了上述兩個要件。我認為這些訪談最終成為讓辛普森大出風頭、以及布里奇描繪薇拉內爾這個角色的靈感基礎。

辛普森在二〇一二年接受3TV節目的一個訪談錄影，是透露出案件最多相關訊息的影片，也是在Google上搜索她的名字時，一般人可以找到最為熱門的影片。在影片一開始，記者問道，「這個男人為什麼該死？你宣稱他是個告密者，可是……」

辛普森回答得很迅速，幾乎打斷了記者的提問：「哦，他告訴我，他打過許多次的小報告。但是那不並重要。你們這些人幹麼想要我死？」

「什麼？」

「鳳凰城的法院判決想要殺我。這有什麼差別嗎？每個人都有殺人的理由。我的理由對你來說可能不讓你滿意，但你的理由同樣不讓我滿意。」

「嗯……」記者開始結巴。

雖然記者問了一個很笨的問題——要求一個心理病態者對受害者講求道德——但辛普森耍了一個厲害的假邏輯，玩弄起殺人犯和死刑之間的道德平衡。

當然，這位記者所採訪的殺人犯，早在先前現身時就已展現出毫無悔意的態度，那麼，記者為什麼還要提問？他是否感到驚訝，一個女人怎麼會像男人那樣令人不敢逼視，而非給他一個可以安撫觀眾、讓她顯得更有同情心的「溫和」回答？當這位記者繼續用淫猥的提問探尋有關犯行的問題（「這三天裡，到底確切發生了什麼事？」），他得到一個令人畏縮的瞪視，「你是什麼意思？」辛普森嘲弄記者，逼著他去描述顯然讓他覺得不太舒服的罪行。然而，此刻安琪拉使我想起了保羅，他們兩個人似乎都有意或無意的，想看見別人侷促不安的模樣，讓自己得以掌控局面。

＊＊＊

除去所犯下的案件不論，我認為辛普森在某些方面特別有趣。基於種種理由，我認為她極可能是一名心理病態者。首先，辛普森在接受審訊期間，法院曾下令進行兩次精神病學的評估。一旦他們找到諸如思覺失調症等嚴重心理疾病的證據，就會將辛普森交付給專門的心理衛生法庭。不過，這件事沒有發生。心理病態沒有被列入主要的診斷系統。作為一種心理疾患（儘管它常見的同伴「反社會人格障礙」被列入其中），心理病態通常不被認定可以作為精神錯亂辯護的基礎。因此，這種心理評估最可能的結果就是心理病態，或者是，根本沒有罹患疾病。

第二，辛普森具備了原發性心理病態者的多重特徵。她對自己的罪行毫無悔意，而且對受害者的態度冷漠無情。她在訪談中能言善道，引述定義不明的刑法來解釋自己的犯行（「告密者得被挨打而且縫針」），但她並沒有長期的犯罪紀錄，以顯示她對警察或監獄的事有所瞭解。她覺得自己在某種程度上「有權」奪人性命，顯示出她的世界觀相當浮誇，而且她顯然熱中於反社會行為、違反規定、服用非法藥物和性亂交。

上述項目清楚顯示，辛普森與我在本章開頭提到關於女性心理病態者的虛構角色，都缺乏了一個心理病態者的一個共通特質，那就是，熱中於指使或操縱行為。協助辛普森棄屍的麥克法蘭，很快就在法庭上供出了對辛普森不利的證據，這表示他並不效忠或相信辛普森和她的聖戰。在訪談中，辛普森也沒有試圖施展魅力，或找機會以正面方式來展現自己。你可以說，她還是操縱了尼利進入她的公寓。然而，我認為要吸引一個行動不便且有犯罪史的孤僻者進入一個從事性工作的女性家中，並非一件難事。

不過最有趣的是，我們對於辛普森身為心理病態者的理解，有多少程度符合我們社會所理解的「男性」或「女性」特徵，還有，這些理解如何轉變成我們對於心理病態殺人者的整體迷思和文化認知。辛普森的行事作風挑戰了所謂「女性」心理病態者的概念，因為她表現得和男性心理病態者一模一樣。舉例來說，她的案件與一九八〇年代後期泰德．邦迪惡名昭彰的「招供」錄影有著明顯相似之處，包括大量熾熱的媒體目光，以及對於記者火藥味十足的問題缺乏情感和興趣。

辛普森和邦迪都簡單明瞭地合理化他們的所做所為。辛普森認為告密者必須死，而且將法律對她的定罪視為一種伸張正義換來的結果，雖然遺憾，卻勢在必行。而邦迪則自視為色情書刊的受害者，他認定色情書刊是一場侵襲美國年輕男性的「瘟疫」。在這兩個案例中，兩個人都被被終生監禁，而且都從訪談中奪走絕對的控權，藉由在觀眾眼中的表現，營造自己想要的形象，並且透過訪談表達他們的世界觀。此外，他們極少顯露出情緒化的一面，也不會因為提問的引導和明顯的情感訴求而分心。當記者問起辛普森有關她孩子的事，她簡單回答，「我不想談我的孩子。」

總之，安琪拉．辛普森雖說是個女人，但她所展現的特質幾乎與男性心理病態者完全相同，可以說，她不是一個「按性別分類的」心理病態者。或許，與女性心理病態最有關聯的殺人犯艾琳．烏爾諾斯，差不多也有相同的表現，這點可能不是巧合：烏爾諾斯是個沒有良心、攻擊成性的掠奪者，[6]而非操縱別人的人。

研究發現，男性和女性的心理病態者有些不同的呈現方式。整體而言，女性更愛欺騙，而不那麼反社會。[7]但這些結論，並不符合文學作品或廣為流傳的那種妖姬式的刻板印象。烏爾諾斯和辛普森在某種程度上利用她們的性別來犯案，但性別——或者應該說利用性欲和親密關係來控制和操縱——是保羅、也是邦迪案中的核心事物。

安琪拉的案例比起本書中的其他案例，似乎更讓人想用「邪惡」來形容。在接受全國廣播公司（NBC）的訪談時，辛普森受邀談論她的性別是否影響到別人如何看待她。採訪者問道：

「你多少算是個有意思的人物，因為首先……女人不會犯下這麼兇狠的罪行。」

「沒錯。」

「這種罪行通常比較屬於男人的領域。」

「那真不幸。」（微笑）

「你認為更多的女人應該……？」

「哦，是啊，平等的機會，當然了。」（嘻嘻）

顯而易見，辛普森在逗弄這位記者，當然。但她提出「平等的機會」，可謂一個有趣的評論。她似乎說明這些關於女性的刻板印象（例如無法毫無悔意地犯下心理病態罪行）都是站不住腳的，甚至提供了有利於產生更多女性連續殺人犯的理由。這非常有可能是布里奇選擇利用這些訪談的素材，來充實薇拉內爾這個角色內涵的原因。想想這個問題：如果將女性心理病態者套進男性的角色，那麼她們會變成什麼模樣？

我認為這種「並置」十分強而有力，因為它正好提醒我們是如何期待女性在螢光幕上的表現：當她們使用暴力時會軟弱或悔罪，或者，她們是利用他人的感情，來作為像梅黛夫人那樣的「操縱者」，而非像薇拉內爾這樣的執行者，或者任何男性殺手的角色。薇拉內爾獲得了可以冷酷無情、毫無悔意，甚至做出邪惡行為的特權，這些是我們在男性心理病態者身上——如戴克斯特＊——能夠接受、甚至為之喝采的特質，但在以往的女性角色身上不曾見過。

＊＊＊

這裡還有個有趣的問題，是關於心理病態者在社會大眾的眼中，「應該」是何種樣貌。辛普森的案例比起本書中的其他案例，似乎更讓人想用上「邪惡」這個形容詞。當然，使用這個詞彙，可能與辛普森是一個出身於貧窮區的黑人女性有關。但前文提到的傑森・馬歇爾也「幾乎」是個連續殺人犯，卻時常被描述為感到困惑和被體制犧牲的例子。因此我很好奇，是否可能有人「天生邪惡」，如果答案是肯定的，那代表什麼意思？

關於全球的刑事司法系統如何處置心理病態者，「邪惡」這個概念是促成某些系統被更加嚴密規劃的主要因素。從美國超限安全（supermax）監獄系統的近乎永久隔離，到荷蘭「長住」計畫的無限期監禁，這些機構中並不規範所謂最長的刑期，因為犯罪人很可能餘生都被拘留在這裡。

將「無關道德」——也就是說，心理病態者並沒有所謂的道德羅盤——與「不道

---

* 譯注：戴克斯特（Derxter）是美國電視劇《夢魘殺魔》（*Dexter*）的主角。

德」或根本的邪惡互相混淆，也是一種錯誤判斷。的確，世界上可能真的存在「邪惡」的人，而且當中有一部分是心理病態者。然而，並非所有的心理病態者都是邪惡的，或者都學會了你我視之為理所當然的「善」與「惡」的基本區別。部分原因在於，他們大腦天生的學習方式並不像非心理病態者那樣[8]，他們專注於滿足他們的基本需求，以及嬰兒期發展出來的原始欲望。

在思考辛普森的案例時，我的印象是，她感覺愧為一個母親和供養者，因此被逼著在生活中找尋那些可以視為「善」的事物。藉由恐嚇和奪去她認為邪惡的男人的性命——邪惡的人會犯下性虐待罪行或者告密出賣他人——她找到辦法來展現自己並非一個壞人。我認為她對自己可能有著跟大眾截然不同的看法，她自詡是復仇天使。也許這種大膽的作風，正是法官判處她終身監禁的原因。此外，法院還加上了額外的十四年刑期，作為對一個特殊犯罪人的特殊判決。

＊＊＊

辛普森出名的3TV訪談節目進行了大約六分鐘之後，記者問出了一個有趣的問題，或者至少是關於本案的一個有些困擾我的問題。有鑑於警方斷然否認她的受害者與警方有任何牽連，記者因此問道：

「你這麼做，是因為他……吹噓把人送進監獄。那個被送進監獄的人，是你認識的人嗎？」

「不，我不認識他們當中的任何人。」辛普森回答。

「所以你相信他說的話？你相信他真的是個告密者，而且還是警方的線人？」

「哦……如果他不是，那可就抱歉了！」

第八章 彌補者艾迪

最不符合我們對「心理病態者」刻板印象的案例，莫過於本章要出場的人物。我和這一位心理病態者的會面，不是在配備了身材魁梧的守衛負責維安的醫院或監獄，而是在北倫敦的街道上，極為普通的一棟房子裡。我們一邊啜飲著濃縮咖啡，一邊吃著可口的蛋糕，兩條小狗在腳邊蹦蹦跳跳。艾迪和我輪流聊起自己的經歷，我們都笑了。

關於過往，艾迪說到他成長於一個會虐待他的不正常家庭，也提及那些因他而不幸喪命的人。我試著傾聽、理解，同時客觀的提出疑惑。有時，我認為艾迪一定覺得跟我談話有點蠢，但即便如此，我們都有任務在身，這個任務就是去瞭解艾迪如何從一個二十多歲、住在安全戒護精神病醫院裡的失敗者，成就如今幸福的美好人生。這是個複雜的故事，充滿了憤怒、絕望和暴力，但在許多方面，也是本書中最強有而力的故事。

＊＊＊

在一個收治重度人格障礙者的單位任職，有個不幸的事實是你必須習慣的，那就是你會因為你處理的個案而傷痛不已，就像丹尼令我心碎那樣。當時的我還是個缺乏經驗的新手，和丹尼相處了幾年後，我與另一個照顧重度精神病患的慈善機構有了短暫的合作。我只在那裡待了幾週，離開後，我收到幾封個案的來信，感謝我犧牲時間和精力來幫助他們。我感到震驚，因為我過去跟許多人格障礙的犯罪人共事長達十五年，卻從未收過任何一封感謝信。極有可能我是個糟糕或不適任的臨床工作者，但我同時也想到，在與我相處並轉為成功案例的這些人眼中，我或許是他們絕對不願意想起的人。

然而或許更重要的，是我發現這個體制和個案之間所產生的互動，很可能嚴重的辜負了彼此。那些與我相處的個案之所以被送回監獄，是因為他們在接受治療時不願做出改變；而其他一路成功被轉送進入醫院大門的個案，則又不時因為愚蠢的決定，而阻擋了他們努力換來的進展，結果只能繼續在監獄待上幾年，甚至更久。

我也曾經與透過體制的幫助而讓狀況有所改善的個案相處。這些人成功獲釋，但通常又因為違反了釋放條件，再度重新進入體制之中。結果，當我再度遇見他們，看著他們往錯誤的方向邁進，進一步接受安全等級更高的照護，那真的非常令人沮喪。

很久以前我就知道艾迪的案子，我們曾在幾年前的某次會議中碰過面，但那時我從未在他身上花太多時間。為了撰寫這本書，我決定找他訪談，因為他的前任醫師（一位曾指導我長達五年的司法心理治療師）一直將艾迪視為她最成功的個案。她說，艾迪似乎明白了一個道理：想要改變自己，不是任何人可以替你做的事，你必須先為自己所做的事和改變的過程負起責任，然後你才能有所改變。

這個道理聽起來淺顯易懂，但那些與我共事的個案中，有超過半數的人似乎永遠不明白關鍵的這一步，他們總想將他們的鋃鐺入獄、或被收治到安全戒護醫院的待遇，怪罪給別人。如今，艾迪並非我所知唯一將人生整頓好的人，但為了這個目標，他確實歷經千辛萬苦，因為他年輕時曾做出不少駭人聽聞的事。

艾迪的外表令人望之生畏，即使他現在的歲數已經五十好幾，有時行動還得倚靠手杖。他的身材高大魁梧、體格健壯，加上有一雙大手，就像出自影集《冰與火之歌》（*Game of Thrones*）的北方戰士。艾迪的態度溫文有禮，對我極為慷慨，很樂意花時間和精力與我詳談。但是，他率直的言語和舉止讓我不禁納悶，如果不小心惹惱了他，會有什麼下場。艾迪談到，當他在路上看見有人排隊插隊，他仍會忍不住想發脾氣，但他已經下定決心不讓情緒失控——他已經改過向善。關於他如何走到這一步的故事，非常具有啟發性，因為它幫助我們瞭解到一個人的人生能出多麼嚴重的差錯，而使得這個人最終被定義為一名「心理病態者」。

艾迪出生於一九六〇年代的倫敦碼頭（Docklands）區。這不是倫敦碼頭的黃金歲月，在德國發動閃擊戰之後，這個碼頭幾乎全毀。這裡曾經有過重建和風光的黃金歲月，但終究無法支援如今主宰國際海上貿易的貨櫃船務。因此，在一九六〇至一九八一年間，這個碼頭逐漸失去了功用，並且遭到拆除，徒留那些仰賴碼頭提供工作、社會投資和經濟發展的當地民眾。

艾迪的童年和青少年時期與碼頭的運作息息相關，他接觸的碼頭工作和生活並不那麼正常，包括了非法貨物交易、毒品買賣、走私活動和其他違法的情事。艾迪的生父在他年幼時去世，他的母親很快展開另一段關係，生下了同母異父的弟弟查理（Charlie），與艾迪和他哥哥丹（Dan）一起長大。

艾迪和兄弟們的生活聽起來還算正常。繼父馬丁（Martin）是一個有點投機取巧而且喜歡在女人堆裡打滾的人，但長年都有工作在身，因此將孩子們交由外婆照料。打從六、七歲起，艾迪就與他稱之為「淘氣」的朋友和兄弟們一起玩「敲敲門」把戲（敲了房門後就跑開）；從馬丁的皮夾裡偷走二十英鎊紙鈔，到倫敦亂買一通，害得他媽媽因此受到斥責；趁著牛奶商販停車到大廈送貨，竊取車上的奶油、乳酪和優格等貨品。有時繼父會對他大吼大叫，但艾迪的行為並不算異常。

艾迪十歲時，事情開始出了差錯。艾迪的母親厭倦了馬丁總是沉溺女色的行徑，於是和他分手，並找到了新的男友。起初這個男人對全家人大獻殷勤，但一等到他和艾迪的母親再婚，就開始對妻子和繼子頤指氣使。他虐待這些孩子，實施暴君式的管教，以彰顯他完全掌握了一家人的生活。艾迪描述他的作風就像個「軍士長」，藉由不停吼叫和動手打人來進行懲戒。

某次，艾迪上樓時看見他的新繼父揪住母親的頭髮，將她拖進臥室。他氣憤地跑到樓下拿刀子要「做掉他」。然而當他進入臥室，卻看見兩人在做愛，這個情景讓他感到困惑又厭惡不已。他不確定這是否表示一切OK，但長大懂事之後，他確信他繼父當時強暴了他母親。他一直活在沒有採取行動的內疚中，同時又感覺被母親給背叛了，因為是母親自己允許這種事情發生，即使她可能只是想辦法求生存罷了。

艾迪的繼父常常對男孩們玩弄心理遊戲。艾迪記得一段令人膽怯的插曲。十三歲的某天早上，艾迪醒來時，發現他與查理同住的房間竟然著火了！

「到處都是火，小火苗布滿了整個房間。在我試著逃出去時，雙手因為燒傷而腫脹不已。突然間，我繼父跑上樓說要救我們出去，他大聲喊著快過來，快過來！我弟弟事後被指責是引發火災的禍首，可是當時他才四、五歲大，我確信根本就是我繼父那該死的傢伙放的火，如此一來，他就可以充當英雄。」艾迪說道。

我問艾迪，是否認為繼父故意要傷害他們？他不置可否，但這或許是用來趕走他們這些繼子好鳩佔鵲巢的手段。也就是說，繼父藉由縱火並將過錯推到孩子的身上，這麼一來，就能順理成章送走那些孩子，以便獨佔他們的母親。

無論真相是否如此，事情確實這麼發生了。丹被送到姑姑家寄住，而艾迪和查理則被送去和前繼父馬丁同住。艾迪十五歲時決定離開學校，而馬丁給了艾迪一份在他的建設公司上班的工作。然而，艾迪每天只拿到八英鎊的報酬，還不及一個成年人工資的三分之一。這讓艾迪有種被剝削的感覺，也就是在這段期間，艾迪開始變壞了——以他四分五裂的家庭環境，這不令人意外——他開始和年紀較大的孩子廝混、偷車，從碼頭上無人看管的貨櫃裡盜取貨品。

某天，艾迪斷然拒絕去上工。這種事聽起來多少有點像青春期的固執作派。馬丁的新妻子對他投以輕蔑的目光，艾迪轉頭拿走了馬丁的車鑰匙，開車上路。不一會兒，他將車開進了超市的停車場，自己躲進兩座冷藏箱之間，最終警察趕上了他。然而，這種日後在艾迪的犯罪生涯上演的家常便飯卻發生了意外的插曲：一名警察碰巧正在採買，他看見了艾迪，並向穿制服的同事指出艾迪的藏身處。

艾迪被帶進了警局，逮捕他的警察在汽車手套箱發現一只沒有包裝和收據的金手鐲。這只手鐲實際上是屬於馬丁所有，但並非完全合法，因為沒有付稅。手鐲不是偷來的，但警方認定是贓物，逼供著艾迪交代這東西是從哪兒偷來的。說到這裡，艾迪冷冷評論著那警察捏造出來的故事——當中艾迪不存在的女友在一間不存在的珠寶店工作，將偷來的金手鐲交給他去銷贓。——艾迪對我說：「這個故事可以寫成一本還算精采的小說，可能比你的書還好看，馬克。」

警方從艾迪身上問不出線索，只好逮捕了馬丁，將他關在艾迪隔壁的牢房。最後警察打電話給艾迪的叔叔。這位叔叔的確是個金飾商人，他設法捏造了一個合理的說法，讓兩人順利獲釋。然而，儘管馬丁沒有為了車子的事提出控告，卻對艾迪很不滿：「我年紀大了吃不消這種事，你回你媽那裡吧！」

回到媽媽身邊後，艾迪曾經短暫復學，但他持續從事「見不得人的勾當」。他在碼頭鬼混、惹事生非、打破車窗行竊，偶爾在當地某個酒吧銷贓。他開始跟一名二十歲出頭的女子瑪麗交往。瑪麗住在碼頭附近，常常用性和毒品「招待」十八、九歲的男學生。艾迪是和朋友去買春才認識了瑪麗，從他描述的方式聽來，這種事多少有點像碼頭區男孩成年儀式的味道。他們兩人的關係變得比多數人更為親密。

然而一切變化得太快。某次午餐時間，艾迪和同校六個學生來到隔壁一所學校搗亂、掀翻桌子，在牆壁上塗鴉。有一名老師發現了他們，跟著他們回到他們自己的學校。男孩們按照吩咐排成一列，結果，這位老師只認出艾迪是其中一名闖入者，所以，所有的孩子都逃過一劫，只有艾迪倒了楣。當時艾迪可能吃了一頓鞭子，但那不是重點。艾迪或許是想起了曾經虐待他的繼父，脾氣瞬間爆發了！他出手攻擊那位老師，不停痛毆他，直到另外兩名老師把他拉開。最後校方報了警，艾迪遭到停學，被控以傷害罪。

＊＊＊

艾迪獲判在臨時拘留所（現在的「少年觀護機構」）待上三個月，那是一段艱苦的日子，他感覺被工作人員霸凌：「他們是卑鄙的傢伙，我們像狗一樣被對待」，他還跟其他囚犯打了幾場架。然而，他確實交到一個朋友，兩人還碰巧在同一天出獄。艾迪被釋放那天，艾迪的母親搭火車橫越英國來接他。那天的天氣相當寒冷，艾迪的母親帶來了艾迪最喜歡的外套，然而，在朋友面前被看成「媽寶」令艾迪感到尷尬不已。回到倫敦後，艾迪沒有跟著母親回家，而是直接跑到碼頭區找瑪麗，「我只想見見其他哥兒們。」他說。

他開始跟著瑪麗抽大麻和使用二乙胺苯酮（一種類似安非他命的減肥藥），「我知道她的性關係複雜，可是我那時很窮……需要依賴別人。」艾迪說，「我不知道我是否需要一個家庭，因為我的家庭破碎，我心裡充滿了疑惑。我變得對瑪麗非常著迷，妒忌心強，而且很沒有安全感。我有很強的控制欲，我自己在外面找其他女人，卻期望瑪麗對我忠實。我一直對她很壞，我會呼她巴掌、揍她、踢她，真是太糟糕了。」後來艾迪更常喝酒了，終日和朋友流連酒吧。儘管他當時才十五、六歲未成年，但酒吧老闆根本沒注意到這件事。「我們是付現的客人，大多數時候被認為已經滿十八歲了。」艾迪補充。

如果這聽來就像一觸即發的處境——毒品、酒精、妒忌、不貞、家庭暴力——那麼它確實有個戲劇化的結局。某次廚房裡的爭吵越演越烈，瑪麗手持一把大刀對著艾迪。「動手啊，用它來刺我。」艾迪嘲弄瑪麗，不相信她會動手。但艾迪誤判了情勢。瑪麗在衝動之下，用刀子刺進了他的腹部。艾迪迅速被送往醫院，儘管沒有造成永久性的傷害，但他與女人的第一段關係就此結束。

＊＊＊

心理學家時常籠統地提到「兒童期的不良經歷」可能影響著一個人的情感和智能發展，增加他們成為暴力犯罪受害者和加害者的機率。[1] 從艾迪的案例中，我們可以想見他和家人遭受繼父的虐待和控制，對他造成了什麼影響。艾迪對於虐待他和他兄弟、並用性愛支配母親的繼父，懷著殺之而後快的憤恨，他開始從他所遇到的男性權威人物身上找尋這種行為的跡象，從馬丁到學校老師，同時怪罪母親將這個虐待者帶進了家裡，甚至屈服於他。

如果這個邏輯聽起來有瑕疵——畢竟，艾迪的母親如何能夠捍衛自己，抵抗一個體型更大且具有攻擊性的男人？更別提她的兒子們——可能是因為一種稱作「對攻擊者認同」的心理過程。就像第六章中我對丹尼的認同。按照當時社會文化所推崇的男子氣概，艾迪不想視自己為一個受虐者或軟弱者，所以儘管他非常厭惡繼父，卻逐漸表現得更像繼父（在關係中展現暴力和控制），並認為母親才是那個軟弱和該受責備的人。他無意識的刪除了某些情緒和記憶，以免想起母親並非和別人串通一氣，而是處於一個無助的地位。艾迪心想，這就是女性該有的樣子：一個與她們所承受的毆打有著共謀關係的軟弱受害者。

艾迪將他的第一段關係和心碎拋在腦後，回到了母親的身邊，然後繼續抽大麻，並從碼頭貨櫃偷東西以換錢來吸毒。不久，他認識了另一個女孩珍妮，很快與她展開一段熾烈的關係。大約九個月後，在兩人十七歲時，珍妮懷孕了。艾迪在碼頭的工作收入不高也不穩定，他需要錢來供養家庭。

他的第一個停靠港是馬丁。馬丁似乎還算善待艾迪。馬丁問他，「你早上起得了床嗎？」艾迪保證沒問題，於是馬丁原諒了他偷車的事，讓他回來工作。然而當艾迪問起工資，馬丁依然回答「每天八英鎊」，還是從前的價碼，一毛錢也沒漲。艾迪對此非常介意，彷彿他在馬丁的眼中，比起兩年前的毛頭小子，並沒有更多的價值。於是艾迪又失控了，他朝著馬丁下巴給了一拳，然後氣呼呼地往外衝。或許是為了給艾迪一個教訓，馬丁這回提出了民事告訴，不料卻產生了反效果。

當法官質問艾迪為什麼要毆打繼父，艾迪回答：「他只願意付我每天八英鎊的工錢。」

「對於他這個年紀的人來說，這是合理的價碼，法官大人。」馬丁回答。

法官點點頭表示贊同，看著艾迪。

艾迪在腦中搜索著該說些什麼：「是啊，那個……那麼稅金呢？」他問馬丁，「你身為雇主應該替其他人支付的稅金呢？」

法官揚起頭看著馬丁：「的確。稅金呢？」

馬丁臉色蒼白不發一語。

法官皺起眉頭，「案件駁回。」他說。

＊＊＊

眼看孩子即將出生，艾迪打算鋌而走險，他和珍妮計畫搶劫當地的珠寶店。他們說好先由艾迪進入店內要求看手鐲，然後珍妮跟著進入店裡，打開門讓艾迪有充份的時間拿起手鐲衝出門外。這整件事會像一起隨機的偷竊行動，排除珍妮涉案。

可惜，這不是電影《瞞天過海》（*Ocean's Eleven*）的情節。有個女人無意間在店外聽到他們的計畫，並偷偷通知了店員。等珍妮進入店裡，店員迅速鎖上了門、報警，結果兩人一起被逮了。艾迪認罪，好讓警方不會起訴珍妮，但這也意味著，艾迪又回到了監獄。這次艾迪進入少年感化院，這種地方是著重於訓練與矯正的拘留所。

艾迪聲稱他不在乎被送進少年感化院。他在那裡甚至霸凌其他的獄友，不停跟人打架，但他非常執迷於打電話給女友，儘管監獄沒有提供囚犯公務電話線路：「就像我跟你說的，我一直很窮，總愛黏著別人……我隨時想要打電話給珍妮。我經常到辦公室請求他們讓我打電話，因為相隔兩地讓我感覺非常孤獨，我需要跟珍妮說說話。他們通常會讓我打電話，但是我得寸進尺，電話打個不停。」

「某次探監後，我來到辦公室要求使用電話，管理員拿出電話紀錄給我看。記錄表上密密麻麻登記著我的名字，電話全是打給珍妮的，一通又一通。管理員說，『不行，你不能打電話。』突然間，我拿起桌上的筆，用它抵住我的喉嚨說：『我要殺了我自己！』基本上我用自己當人質，你知道，好讓我能夠打電話，否則我就要幹出瘋狂的事。」

艾迪咯咯笑了起來，或許是笑竟然有人會用伯羅牌原子筆威脅自己。雖說他最後成功打了電話，但工作人員可不太開心了。他們將他移轉到一個少年犯罪人機構，那裡專門收容有精神問題的年輕男性。艾迪說，那個環境對心理疾病沒有太大的幫助，那種地方並不是醫院，而且他還見過一兩次心理學家。但那段時間卻是他人生中的快樂時光，因為那裡設有充足的便利設施，包括一張撞球桌。

然而，在艾迪還剩下兩個月就能出獄時，珍妮寫信給艾迪要求分手。艾迪一開始覺得這沒什麼大不了的，但工作人員卻緊張起來，要他去參加與資深管理員和舍監共同召開的會議，小心翼翼向他透露他已經被拋棄的消息。艾迪如期釋放後，回到母親的家，珍妮帶著嬰兒來看他，但艾迪卻發現他已經感覺不到與珍妮的感情牽絆了，就好像那個嬰兒不是他的孩子。珍妮問艾迪，「你要不要幫我養這個孩子？」他只回答「不要」。

後來珍妮又交了新男友，這個新對象似乎是艾迪很喜歡的某個鄰家男孩。艾迪說，「我欣賞他，你懂嗎？他是個可愛的傢伙。」我認為這個人是艾迪生命中相當值得重視的人。他們全都同意由珍妮和那個男孩一起撫養這個孩子，才是最好的決定。這個決議似乎平淡無奇，卻是故事的重點所在：艾迪待在少年感化院的經歷，似乎真的對他產生了好的影響，當他頭腦清醒時，他能當一個更好的人，能考慮到別人的感受，並且做出最有利的決定，而不只想要滿足自己的需求。

我想，正是這點讓艾迪討人喜歡，儘管他做了種種錯誤的選擇並造成了傷害，但我覺得他身上存在著一個道德羅盤，而且他願意找出對大家都好的解決方案。可惜，年少的他鮮少有足夠清醒的時候，讓他的道德推理能力可以有機會發揮作用。

＊＊＊

存在艾迪早期人生的事物往往無法延續很久。一段時間後，十九歲的他與一名同年紀的女孩展開了另一段關係。他再度吸毒、喝酒，女友又一次懷孕，同樣在艾迪坐牢時生產。在此之前，艾迪跟著男性友人參加派對，吞掉了一大把藥丸。當時他來者不拒，混亂中根本不知道自己吃了什麼，後來衝動之下還性侵了一名女子。

原來在派對之後，他尾隨著一個女孩回家，並且上前跟她搭訕。他們來到停車場，艾迪希望親吻和擁抱對方，但被女孩拒絕了。艾迪強硬地摟抱她，開始侵犯她。艾迪說，他現在很氣自己做了這件自私愚蠢、冷酷無情的罪行。那是一九八〇年代，性犯罪的定罪率可是現今的六倍，而且他攻擊的那個女孩，還是當地社區的人。幾週後，艾迪在酒吧喝酒，那個女孩的兄弟和朋友發現了艾迪，將他痛毆了一頓之後報警。這起性侵案有目擊者看見艾迪攻擊女孩，而女孩掙扎反抗。

＊＊＊

曾經坐過牢的人都能證實，性侵害的犯罪人和「正常的」（亦即暴力犯罪）犯罪人有著截然不同的監獄生活。在監獄中，各種犯罪類型存在著不言可喻的高低等級，好比說，搶劫犯——就我的經驗而言，他們有些是嚴重心理病態的犯罪人——居於首位，其次是暴力犯罪人，然後是性侵害成年人的犯罪人，接下來是通風報信者或告密者，地位墊底的是性侵兒童的犯罪人。

現代化的英國監獄通常按照一種半隔離的方式運作，「脆弱的囚犯」（'vulnerable prisoners'，簡稱'VP'）主要是性侵犯加上可能被其他囚犯傷害的個案，會被安置在小隔離間，以便降低他們身處的風險。艾迪先前入監是因為盜竊或暴力犯罪，屬於最頂層的犯罪人，但現在他是因為性犯罪而進入成人監獄的年輕人，處於地位的最底層。

他描述在進入成人監獄的第一次接待會上，勤務工是如何處置囚犯的：他們要求他陳述所犯下的重罪和判決，艾迪拒絕說明，因此他們直接（而正確地）認定艾迪就是個性侵犯，並且動手狠狠的修理他——五個對一個。

艾迪感到害怕又慚愧，他在VP隔間待了幾週，設法弄清楚一切。他的解決辦法是，強迫自己相信他根本沒做那件事，雖然這並不容易，卻是唯一能使他在自己的人生故事中當個「好人」的辦法。「每晚我告訴自己，我沒做那件事，我沒做那件事。等我去睡覺時，我會持續聽見這句話：我沒做過那件事。最終我在某個程度上相信我真的沒幹過性侵案。我告訴監獄管理員，我要回到一般隔間。當時他們依法不能硬性將我留在VP隔間，所以我就離開了。」

當然，在這種有害的男子氣概、自欺、加上他的兄弟（多半是毒品販子）定期供應大麻的影響下，艾迪要做的第一件事，就是報復在那次接待會上攻擊他的囚犯。他抓準時機，趁著那名囚犯單獨待在牢房時，埋頭衝了進去。

「我們打了起來，我咬住他的耳朵。警鈴聲大作——想必有人聽到騷動——監獄管理員進來將我整個人抬起來，我還咬著對方的耳朵不放。『你得鬆開嘴，否則我們就要用警棍了。』有聲音這麼說。所以我鬆開了嘴，他們把我帶去關禁閉。我被關了一個星期的禁閉，雖然少掉了收入，但當我回到隔間，那些攻擊我的傢伙開始示弱：「那件事與我們無關。」我並不想營造出我很危險的印象，事實上，我感到害怕，我害怕跟人說話、害怕互動……但，給別人一種危險感，情況會對我比較有利！」

我覺得艾迪並非自吹自擂，他只是不敢相信自己的計畫居然奏效了！也就是他努力催眠自己沒有攻擊那女人，並找上那些認為你做了錯事的人，封住他們的嘴。這幾乎就像完美強化了艾迪心中每一個暴力、侵略、否認有罪和歸咎於受害者的念頭。

在確立了自己的地位後，艾迪得以在成人監獄順利度日。他與管理員建立起良好的關係，也開始在廚房工作。廚工是一個讓人夢寐以求的職位，因為在監獄裡，食物是僅次於違禁品的最重要商品。攻擊事件暫時告一段落。當然這只是暫時的，平安無事過了幾個月，艾迪將茶壺翻倒在另一名囚犯的身上，對方被艾迪倒茶的方式給惹怒，結果，艾迪又被送往另一所監獄。

我認識許多像年輕時的艾迪那樣的男人。監獄對他們來說不是個「乖乖坐牢，修身養性」的場所，而類似羅馬格鬥競技場，以及有機會力抗「體制」的地方。我確實明白艾迪為何如此痛恨那些握有權力的人——從他生父到他母親的第三任丈夫，以及在接待會上放任他被羞辱和攻擊的監獄管理員，這些有權力者一再令他失望。然而，這種對監獄不滿的態度真的很危險，它會讓囚犯變得像英國搶劫犯薩爾瓦多（Charles Salvador）那樣。薩爾瓦多起初在一九七四年被判處七年徒刑，卻因為一再攻擊監獄管理員和監獄設備，最後得在牢中度完他的餘生。

監獄無疑是個嚴酷的地方，但它在某些憤怒的年輕人眼中，會變成比預期更糟的地方：一座他們一直想要脫逃的內在監獄，卻看不見自由的意義。近年來我駭然發現，在二〇〇〇年代初期曾與我互動的某個年輕人，當時因為重傷害罪被判了五年徒刑，現在已經被轉送到一所安全戒護醫院，並在那裡造成許多傷害和混亂。精神科醫師認為釋放他並不安全。如今，他已經五十好幾，最近還中風過一次。儘管醫院提議釋放他，但他已經相當虛弱，且讓人擔心他無法應付社會生活。

＊＊＊

儘管艾迪有違法行為，所幸他逃過了再度被制裁和坐牢的命運。艾迪在監獄待了十六個月後，他的人生繼續遵循著跟先前類似的模式前進。再一次，他有了孩子，一個男嬰，他與女友和好，但再度同意各走各的路。接著他又認識了別的女人。我不禁納悶，如果艾迪能夠承擔起當一個父親的責任，他是否可能稍微安定下來，遠離酒精、毒品和犯罪？但我又不免擔憂，年輕時的艾迪那種喜歡控制和具有攻擊性的行為，跟他的繼父是多麼相似。同時，我開始替身旁有這麼一個不可預測因素的孩子擔心，也許這是事情的必然走向，一如艾迪的惡劣處境會變本加厲那樣。

不久，艾迪為了賺錢而從事一項非常有利可圖的工作，他當起了職業扒手，偷竊大型百貨公司裡的名牌服裝。他僅此一次靠著偷竊發了財，穿上體面的衣服。接著，艾迪和女友上酒吧喝酒，從酒吧回來的路上，他與一群女孩起了爭執，雙方互相叫罵。其中一個女孩跑開後，又帶著她父親連同她的兄弟吉米回過頭來加入鬥毆。吉米是艾迪在碼頭偷東西時就認識的人，在激烈的肢體衝突中，他亮出了一把刀威脅艾迪。

混亂中，不知是誰也遞給了艾迪一把刀，艾迪順手接過了刀，沿街追著這兩個男人回到他們的住所。吉米和他父親當著艾迪的面關上門，艾迪則將一個花園地精塑像給扔進了窗戶。這對父子轉身又拿起刀子和球棒追了出來，將艾迪逼回街上。接下來發生了離奇的事：吉米對著艾迪揮出球棒，艾迪因為蹲身閃避而絆倒，握刀的手順勢向後擺動。揮棒落空的吉米因為失去平衡而倒下，剛好用胸口迎向刀子，心臟瞬間被刺穿。突然間，艾迪造成一個童年友人的死亡。

＊＊＊

假使艾迪沒有在鬥毆中不小心絆倒，我不知道那天傍晚會不會有人受傷。按照他描述的方式，聽起來當晚的行徑，只是他例行性地虛張聲勢和故作姿態。但又一次在危險的處境中加上了一點額外的惡運，就使艾迪成了一個殺人兇手。一開始的起訴判處艾迪謀殺罪，但沒有證據支持這項指控，最後陪審團裁定艾迪是過失殺人，判他五年徒刑。

我從閱讀許多關於殺人犯的報導中得知，大眾基本上不會對加害者感到同情。不過在艾迪的案例中，在瞭解到自己做了什麼事情後——為了一場無意義的爭執而奪人性命——似乎對艾迪造成嚴重的影響。他的內心非常掙扎，但設法強撐著硬漢的門面，就像一個不在乎自己所作所為的心理病態者：「在監獄服刑時，我好幾次因為名列『殺人犯』而感到相當高興，就像那是一件值得驕傲的事。但當我認真想起此事並且思考再三，它簡直讓我崩潰。」

這次的判決對艾迪產生了不良的影響。他發展出符合創傷後壓力症候群的精神病症，或許這些症狀也因為他的兄弟持續寄給他大麻服用而加劇。毒品與創傷的結合，導致他開始經歷一種妄想的「寄生蟲病」，這是病患相信自己被昆蟲或蜘蛛侵擾的一種疾患。就艾迪的案例而言，這讓他不斷抓搔頭部，甚至拔光了頭髮。此外，由於吸毒的緣故，他成為監獄裡的麻煩人物，經常和其他犯罪人起衝突。艾迪跟我說：

「我待在一個全是精神病患的小隔間，也就是瘋子隔間。那裡應該是個醫療間，但如果你在一般隔間鬧事，他們會把你丟進裡面，那個地方很可怕。某天早上，我正在刮鬍子，那時你得跟別人共用刮鬍刀——他們將刮鬍刀泡在某種溶液中，那可能會讓你感染到經由血液傳染的疾病。」

「總之，我刮完了半張臉後，臉上到處都是割傷。我於是去找監獄管理員：『喂，我能不能換把新刀片，我都被割成碎片了，你瞧。』對方回答，『不行，你只能用那把刮鬍刀。』我說：『拜託，公平點吧，我下午有訪客。』但他只說，『不行。』所以我說，『好吧，我只好用這把將就了。』他又說，『不行，因為刮鬍子時間已經結束了。』我就這麼走了出去，只了刮了一半的鬍子。接著，他們突然把我推下樓梯平台，然後開始對我動手動腳，於是我憤怒的轉身朝某個人的臉上吐口水。」

「事情就是這樣。後來我被拖下樓梯，關進獨居房。還有一個尿壺朝我丟過來，因為我們還得倒馬桶。我在裡面待了三、四天。」

最後他獲得前往格倫登皇家監獄（HMP Grendon）的機會，對於一個想要改變人生的囚犯來說，可以在那個療養社區接受針對犯行所設計的心理治療。可惜艾迪的刑期只剩下幾個月，格倫登獄方認為時間不足以完成他的治療方案。或許他們是對的，但這意味著艾迪只接受了短期的治療，那就是成效不高的舊式抗精神病藥物。然後他在沒有任何進一步的協助下被釋放了。

「當你真的殺了人，這件事會對你造成巨大的影響。它傷害到我，但顯然對那男孩的家人造成了更大的傷害。還有，這件事情毀了我。我在二十五歲時出獄，變成一個滿懷著憤怒的年輕人。我又開始喝酒、抽大麻和偷東西……我回到碼頭區，但我所做的每件事都潛藏著危險。」

艾迪害怕自己再度跟碼頭區的人產生衝突，於是到處搬家，最終落腳在紹森德。基本上，他得不到幫助，擺脫不了重覆循環的命運：喝酒、抽大麻以及和女人發生關係，這些性對象自身的不穩定性和亂交行徑對艾迪來說，就像一塊招惹公牛的紅布。這些關係會導致暴力，而艾迪幾乎總是面臨最終的抉擇，在過程中，他不時對伴侶造成嚴重的傷害。

亞妮娜（Janine）或許是艾迪在關係上僅有的一個穩定對象。她出身於碼頭區，從青少年時期開始就迷戀艾迪，兩人分分合合多年。不同於艾迪交往過的許多女人，亞妮娜對於艾迪似乎發揮了一股平靜穩定的影響力。艾迪見過亞妮娜的父母，他們都很喜歡艾迪，而且艾迪和亞妮娜從未發生過那些會危害感情關係的爭吵和虐待事件。

當艾迪大約三十歲時，他待膩了紹森德，於是回到碼頭區的母親家，試著重新振作。亞妮娜的來信在等著艾迪，艾迪打了電話給她。他們共度了一些時光。幾天後，亞妮娜邀請艾迪到父母家吃晚飯。她說，「我有東西給你看。」在好奇心的驅使下，艾迪來到亞妮娜的住處。亞妮娜帶艾迪上樓並告訴他，「我成了一名監獄管理員，你瞧，這是我的制服。」

艾迪大吃一驚，因為他這才知道，他們所分享的不只是偶爾抽抽大麻煙捲，居然還有共同的監獄經驗。當時艾迪還是個被定罪的罪犯，他跟監獄管理員處得並不好，至少可以說，他每遇上一個講道理的管理員，就會有另一個態度惡劣粗暴，或者以某種方式濫用權力的管理員出現在他身邊。

我不全然理解亞妮娜告訴艾迪這件事的動機，或許她認為艾迪不可避免地會再度回到監獄，她在為最壞的結果做準備。但即便如此，她可能也無法想像情況會變得多麼糟糕。起初，亞妮娜與艾迪的感情有點冷卻了下來，她不再回覆他的電話。不久，亞妮娜為了省錢而搬進另一棟公寓，與另一名女性監獄管理員索妮亞（Sonia）同住。

耶誕節的前夕，艾迪感到寂寞，於是到亞妮娜的住處去找她。索妮亞來應門，告訴他亞妮娜不在家，艾迪轉而提議不如兩人一起去喝酒慶祝耶誕節，索妮亞答應了。兩人在酒吧裡喝了幾杯酒，開心地聊天，然後艾迪陪著索妮亞走回家。等他們回到公寓時，艾迪問，「嘿，我能不能上去打個電話，我想要打給在父母家的亞妮娜？」索妮亞同意了，或許並不情願。兩人一起上樓進到裝有電話的臥室。

不過，當他們上樓之後，艾迪從原本只想打通電話的念頭，突然生出完全不同的意圖。他想起亞妮娜對他的冷淡，他害怕那些他似乎不可能與之建立適當關係的女人，並對之前服刑時監獄管理員對待他的方式感到憤怒。他突然抓住索妮亞，告訴她他想做愛。索妮亞拒絕，但艾迪被突然滿溢的仇恨給淹沒了！「你們這幫混蛋是怎麼整我的，我說過我一定會報仇，這就是我的報仇。」艾迪將驚愕不已的索妮亞強壓在床上，並且強暴了她。

＊＊＊

接著，艾迪跑到紹森德，喝到不省人事。幾天後，他在街上搶劫一名男子時被逮捕。他回想起來，那時只為了區區四英鎊的誘惑，讓警方認出他是強暴案的通緝犯。他想要辯稱自己無罪，但索妮亞的供述強而有力。就這樣，艾迪被認定有罪，獲判了九年刑期。突然間，他必須再度接受監獄管理員的看管，而且他還強暴了他們的一位夥伴。

然而，這次的監獄生活出現了轉機，除了經常被呼來喚去，艾迪沒有受到不公平的對待，這些監獄管理員的表現值得讚揚。「他們非常專業且恪遵職守。」艾迪評論道。艾迪依舊對監獄生活抱持任意而為的態度，他繼續買賣大麻和勒索其他不願付錢的囚犯，光是一個刑期期間，他就被隔離了十三個月。其實到了二〇〇四年的那個年代，這種長時間的關押早已經是不合法的了。不過艾迪並不怨恨，這是他在服刑期間選擇要玩的遊戲。

＊＊＊

當艾迪告訴我這個關於強暴的故事時，錄音帶上有一段很長的停頓，因為我試著弄清楚這是怎麼回事。我馬上想到的是，如果他想要做愛，為什麼不等亞妮娜回來？然而我錯了。大多數的強暴其實都與性無關，重要的是別的東西：報復和控制。艾迪告訴我，當他對索妮亞說出「你們這幫混蛋」時，他指的是監獄管理員。但我認為那同樣可以指女人，或者任何他人生中的權威人物。

然而不管原因是什麼，都不能用來為他的所作所為開脫。艾迪完全承認他犯下的錯誤，但理解和原諒是兩回事。我也對年輕的艾迪感到憤怒和挫敗，他重覆犯下相同錯誤，一而再、再而三，而且總是學不乖。然而，我同時在想，難道從來沒有人想過給他一些幫助嗎？人格障礙者所遭遇最大的困難之一，是他們傾向於「自我諧調」，這個時髦用語的意思是，被診斷出有人格障礙的人，往往不認為事情出了什麼差錯。

艾迪差一點就能加入格倫登監獄的治療計畫，卻因技術性問題而錯失了機會，結果繼續重覆他那具有毀滅性的循環：犯下輕罪、濫用藥物和酒精、認識不適合他的伴侶、展開一段太強烈而難以維持的關係，最終犯下使他坐牢的重罪。然後在監獄裡繼續服用和買賣毒品。

我相信從艾迪的過往可以找到許多證據，證明這是一個極為脆弱的循環：只要拿掉其中一個環節，例如酒精、監獄中的毒品或是男女關係，這些形成連環的事件，就可以被預防。然而，當權者似乎沒有人瞭解到這點；加上艾迪天生就不信任威權人物，因此他從未獲得所需要的幫助。

＊＊＊

最後，艾迪終於因緣際會得到了幫助。在因為強暴罪而坐牢後，艾迪在三十七歲獲釋，此時距離他第一次入獄服刑已經過了二十年。他告訴我，他記得某天走在南倫敦的街道上，突然感受到一股殺人的衝動，就好像他惹上了很大的麻煩，可能會使某人受重傷。他注意到當他行經火車站，每個人都畏縮地避開他，彷彿他看起來隨時要攻擊別人。他覺得在許多方面，他已經變成了自己所厭惡的人，一無所有，失去了許多段感情。於是他念頭一轉，跑到當地的心理衛生診所尋求協助。他被交付給哈克尼的司法心理治療服務中心，由著名的心理治療顧問C醫師透過心理分析進行治療。

聽到艾迪的描述，我驚訝於他是多麼順利地一開口求救就獲得了協助。我想起那些曾經跟我互動過的許多年輕個案，他們在過往很長的一段時間中，也要求過相同的協助，卻被心理衛生機關給拒絕了，因為司法門診病人服務的名額非常有限。

在與C醫師展開每週一次的療程後，艾迪開始有所改變。他停止習慣性的犯罪，開始避開暴力場面，最終徹底意識到他與別人不健康的互動模式。他認識了一位名叫蒂娜的女子，並設法維持住他有史以來最長久的一段關係。終於，艾迪的惡性循環看來似乎被打破了。但接下來，命運再一次介入。那時傳來他母親病重的消息。艾迪的母親生病已有好一段時間，其間艾迪曾搬回去和她同住，最後她死在碼頭區的家中。

古典行為心理學中有個現象稱作「消弱突現」（'extinction burst'）[2]，這種現象發生在生物（人或動物）即將戒絕某種學習而來的行為時。短時間內，這個即將減弱或消失[3]的行為，其出現頻率會突然的爆發，幾乎就像是拼命抗拒這種不可避免的消失。這時生物會試著最後一次從牠所習慣的行為中獲得報酬。在艾迪的案例中，這代表在他母親去世後，他的反社會行為傾向突然猛地恢復了！他開始再度行竊，並且和他的伴侶蒂娜一起吸毒。更糟的是，他試著向C醫師隱瞞這種行為，因為他感到羞愧，還保證說一切都很好。

他與蒂娜的關係並不穩定，充滿了戲劇化（即便稱不上暴力）的爭執，他們開始陷入艾迪與亞妮娜的關係中那種分分合合的典型模式。某一晚，艾迪出門喝得爛醉，當他回到公寓時，蒂娜拒絕讓他進門。艾迪開始大吼大叫，蒂娜也不甘示弱地回嗆，於是艾迪要求蒂娜至少把車鑰匙給他，好讓他能到別處過夜。蒂娜照辦了，同時也報了警。我們無法得知這是否出於蒂娜想保護自己或艾迪的本能，因為很明顯，艾迪即將在醉得一蹋糊塗的情況下開車。

當然，艾迪才剛啟動車子，警察就出現了，迅速在後方追捕他。幾乎出於反射動作，艾迪將車越開越快，卻在一百二十英里的時速下失控撞上路中央的護欄，車子翻覆衝進對面的牆。巨大的撞擊力道造成艾迪的骨盆多處破裂，必須接受長達三個月的加護照顧。蒂娜在艾迪臥病期間拋下了他一走了之，雖然兩人同意繼續當朋友。

從意外事故中復原的過程緩慢而艱辛，其中一個副作用是艾迪有幾處複雜的疝氣問題，原因是腸組織突穿骨盆附近的脆弱部位，他必須再做一次手術。恢復期間，他認識了才剛離婚的莎拉。莎拉是與艾迪同門診的一位病人。兩人相談甚歡，莎拉邀請艾迪參觀她在多塞特郡的農場。艾迪致力於追求這段注定失敗的親密關係，他展現出堅持不懈的決心，冒著骨盆才剛癒合的疼痛，從碼頭區一路搭便車前往多塞特郡。

＊＊＊

不過，我們都知道這種電影情節。莎拉富有多金，獨立自主，非常享受她的人生，根本無意與一百多英里外的男人維持夫妻關係。她同時跟好幾個男人交往，而且對艾迪並不隱瞞，艾迪最終發現了這件事。不過，至少艾迪克制住傷害莎拉的衝動，只是往她身上倒了一桶冰水以示羞辱！莎拉沒有善罷甘休，她報了警。警方以普通襲擊罪起訴艾迪。普通襲擊不同於造成身體傷害的罪名，通常不會以入監服刑作為懲罰，然而艾迪因為有前科而被歸類為「危險犯罪人」，必須從嚴處理，因此獲判了兩年徒刑。

當艾迪告訴我這個故事時，我注意到他的臉部扭曲成滿臉蔑視的表情，他對自己感到氣憤。他說，「我整個人都垮了，你知道。那時我感覺自己活在夢中：我自己的房子、喝酒，還有想抽大麻時就抽大麻。我所擁有的金錢和自由……它們全都離我而去了。突然間，我即將失去我的房子、我的自由、我的自尊。我厭惡我自己，我他媽的人生結束了！所以我做了我唯一能做的事，我在監獄寫信給C醫師。」

碰巧我與C醫師十分相熟，她是主導我先前描述過幾個案例的治療專家。她不會容忍事情一再重蹈覆轍，而且十分認真看待艾迪所犯下這等規模的蠢事。我想她必定真的從艾迪身上看出某種值得堅持的東西，因為她特地跑到監獄會面艾迪，並建議將艾迪轉送到她所任職的安全戒護醫院。

這所醫院如同格倫登監獄那樣提供了一個治療的社區模式，在這裡，艾迪將被迫改善犯罪行為，以及他對憤怒和暴力的控制。不同於C醫師的診所，艾迪不能離開這所醫院跑出去偷東西、認識女人，或編造他前晚的故事。他得繼續服完刑期，但與此同時，他也必須面對他自己的問題，否則就會被送回監獄。艾迪做出明智的抉擇：他同意C醫師將他轉送到醫院。

艾迪向我承認，「我多少有些猶豫不決，我想要改變，我厭惡我自己。但同時我又有點想過得輕鬆自在。一直到去了那裡，我才明白，事情完全不是我想的那回事。那個地方改變了我的人生。我到現在還會驚訝於我竟然不用服完無期徒刑，這都是C醫師和那個地方的功勞。」

我問艾迪，為什麼那個治療社區對他有效？

「我在這個單位裡到處閒晃，聽著人們的尖叫和呻吟、吵吵鬧鬧，我心想，我就跟這些人一樣。但我也看到他們開始改變，我也想有所改變。我想我開始看見自己身處於痛苦中，一直以來都是如此；而C醫師和其他人對我展現出同理和同情，但也對我直言不諱：為什麼我總得吸了毒，才有辦法跟別人說話？為什麼我總是在坐牢？我想大發雷霆，而C醫師只是冷靜的問我：『那麼，為什麼做那件事的人非你不可？』

她的話讓我開始思考，『是啊，為什麼非我不可？為什麼沒有一次是別人？』」

＊＊＊

這一切都發生在將近二十年前。現在，艾迪服完了刑期，從安全戒護醫院被釋放出來，而且跟Ｃ醫師配合的療程也結束了。他目前已經維持住一段關係長達九年，生活幸福正常。在我們的最後一次訪談結束，他和我吃完了第二輪蛋糕，我很認同他的體悟，同時，我認為在聽完他的人生故事後，我們都有點釋然和驚奇感。我問艾迪，「心理病態者」這個用詞，對他而言代表了什麼？

「Ｃ醫師曾經向我解釋，說心理病態者是做事違反社會常規的人。但我認為，心理病態者是十足的瘋子，他們到處殺害別人或傷害別人。我自己就做過那種事，但他們對此毫無感覺。我以前擁有過的某些想法和感覺，現在仍然會有，但我會將它們收拾好，因為我認為那樣思考和行為是不值得的。我以前會讓這些想法在內心逐漸累積，直到瀕臨爆炸邊緣，但現在我學會將它們封閉起來。我不知道同理心是否能被培養出來，但我相信我已經培養出同理心。我的意思是，我曾經在某些時候對什麼都不在乎，但現在已經不同了。」

艾迪是否真的是一個心理病態者？正式說來，他確實是。不僅有心理病態檢測結果可資證明，而且他花了時間接受專門為診斷出心理病態的人而設計的服務，最終改變了他的人生，朝更好的方向前進。他有十六年的光陰在監獄裡度過，坐牢的原因包括殺人、傷害和強暴罪，我們很難相信任何一個有一絲同理心的人，會犯下如此的重罪。

不過，我認為他是刻意發展出一種心理病態人格，以回應童年時期母親第三任丈夫的殘酷對待。我認為這使得艾迪覺得別人也不配得到愛和尊重，以及，有辦法獲得他自己想要的東西，才是一件最重要的事。因為唯有如此，他才能保護自己，並理解他的家人為何會在一個喜歡操縱控制、具攻擊性的男人手中，變成了受害者。舉例來說，倘若艾迪的母親沒有離開馬丁，我相信艾迪依舊會惹上許多麻煩，但這種情況會隨著時間而淡化，他會在監獄外過著幸福美滿的人生。

因此在我看來，艾迪的心理病態是表淺的。他曾經表現出缺乏悔意和同理心，他曾經違法、具有攻擊性，是個少年犯。他偶爾寄生依附於伴侶，也曾經無法控制自己的行為。然而，他完全不像保羅或湯尼那樣的詭計多端和不擇手段，他也不是病態的說謊者，儘管他確實撒過彌天大謊。此外，他也不是那種浮誇或表現迷人的人。事實上，他一開始會讓你感覺不太友善，你需要時間才能對他產生好感，跟湯尼那種黏膩的魅力正好相反。

有時，我很難將艾迪目前展現的同理心和他可怕的過往聯繫在一起，但艾迪不同於我研究過的許多犯罪人。他不只告訴我他已經改變，他還展示給我看。他對於強暴索妮亞尤其感到羞愧，「索妮亞真的很可愛，而且她沒有對我造成任何傷害。」他說。當我們談到艱難的話題，也就是在被母親的第三任丈夫虐待之後，他與母親之間的關係，艾迪告訴我：「我曾經坐在這裡跟母親談過這件事。她以為我因此而恨她，而我告訴她不是這樣的……現在我的年紀更大了，我明白她一直活在恐懼中。」

關於艾迪，還有一件事令我印象深刻。那就是他在第一次獲得真正的幫助時，便懂得欣然接受，這改變了他的人生。沒錯，他一路上幾乎搞砸了一切，但每個心理學家都深諳「階段改變」理論[4]——亦即當我們開始改變基本行為後，在維持的過程中仍會出差錯，這是正常的。只不過，艾迪的行為是如此極端，而且他深陷在與伴侶關係的毀滅性漩渦中。或許我們應該慶幸他最後一次的攻擊行為，是用水桶來發洩受到羞辱和不舒服的感覺，而非對他人造成身體傷害。

我不確定艾迪目前通往快樂生活，以及有能力和一位前監獄心理學家喝咖啡吃蛋糕，進行有教養的談話，這些心路歷程和改變方式，是否對本書中的每一個個案都有效，更遑論對所有的心理病態者。不過，我希望這是個可行的作法。它確實提醒了我，希望總是存在的，有時我們只需要提供真正的協助，這種協助意味著跟他們談一談困難的事，而非提供一些敷衍的陳腔濫調和藥物治療。

我們非常容易將一個憤怒而暴力的年輕人看作是注定失敗的魯蛇，或是一個無可救藥的心理病態者，而忘記了一件事：沒有一個人可以被簡單的用「心理病態」這樣的字眼加以定義，因為在冷酷無情的外表下，總是存在一個擁有自身經歷、欲望和需求的個體。如果我們忘記這件事，我們就忘記了要如何、以及為何，要抱持著希望。

第九章　形成心理病態的社會脈絡

回顧我所經歷過的個案，書中的某些故事其實相當暗黑，它們在我深刻的印象中，遠比它們存在於我工作記憶中時還要暗黑。對此，我傾向於「刪去」某些比較讓人難受的部分，或許是為了讓我更容易與這些回憶共存。在某些故事中，最難承受的是悲劇感：只要某一個微不足道的環節變得不同，一切可能就不會發生。我選擇以艾迪的案例作為本書的結尾，不是因為他是少數正面的故事——所幸我的經驗中，有許多走向正面的結局——而是艾迪的犯罪史相對嚴重，以及整體而言，那些有最嚴重犯罪史的人，是最難以改變的。

此外，艾迪還有另一個特別之處。那就是儘管他有複雜的犯罪史及嚴重的心理疾病和心理病態，但他卻能夠及時修正他的人生方向，因此有機會過上新的生活。我為了寫這本書而採訪他，並從訪談中學到了許多事。同時，他也帶給了我許多希望，因為他與丹尼和湯尼等看不見幸福結局的個案，形成了強烈的對比。

我在引言中提到想寫一本書，來探討心理病態者的面貌是如何的多樣化和複雜化、我們對他們的瞭解和矯正是多麼的無效，以及或許能讓人們重新以人性化觀點去看待心理病態者和他們的故事。無論通俗雜誌上那些數不清的文章如何提出警告，心理病態者都不是你我應該隨時擔心的事。

我明白，沒有人想一不小心就跟一個心理病態者展開一段關係。然而如我們所見，心理病態者並不是容易維持關係的人。好比說，當你的伴侶無意於讓你的情感得到滿足，或者對你根本不感興趣，那麼你最好結束這段關係，另謀機會。這幾乎已經是正常人際關係成立的前提，而不限於對方是否為一名心理病態者。如果你選擇繼續跟他在一起，也許是因為在你的心中，有些事情的優先順序高於伴侶的心理健康問題。

至於操縱和霸凌行為，除了會在心理病態者的身上看見，在自戀型或邊緣性人格障礙者等其他類型的人身上，也常常出現。即便對於區分這些類型非常有經驗和熟練的人來說，要辨識一個人是否為「脆弱的自戀者」，或是「具有攻擊性的邊緣性人格障礙者」，也很不容易。所以當你讀到某篇文章，告訴你這些類型的人是應該要避免的約會對象時，你得謹慎以對。最後，如果你終於學會了區分他們的技巧，請趕緊打電話給我的老闆吧！你會獲得我的工作。

目前學者和一些臨床醫師發揮各種創意，嘗試將有關心理病態的討論與犯罪給分離開來，從心理病態檢測，轉變成社區心理學和精神病學。這是很有幫助的作法，因為社區裡有相當多的人不符合PCL-R量表的犯罪型心理病態標準，卻具備了構成心理病態主要的情緒（或情感）和人際互動的特徵，例如缺乏悔意、病態的說謊、油嘴滑舌、膚淺的魅力、喜歡操縱別人，但沒有反社會傾向等。這些人時常被稱作「成功的心理病態者」。這種雙重意義上的成功，包括了擁有生活上的成功，或許還有做犯法的事卻沒被逮到的那種「成功」，這些人可能佔了商業界人士的百分之三點五[1]。

對於那些發生暴力行為的機率與正常人不相上下的心理病態者，我們應該擔心到什麼程度？的確，「成功的心理病態者」往往擅長在關係上進行侵略，例如故意損害別人的社會地位等霸凌和控制[2]，但也有證據顯示，這些人的腦部功能某些基本層面不同於心理病態的犯罪人。「成功的心理病態者」除了智商通常較高之外，[3]他們大腦中那些造成心理變態犯罪的腦區，損傷程度也比較不嚴重，這讓他們往往能夠具備高度的「認知同理心」。換言之，他們能自然而然辨識出別人的情緒。[4]

關於這個論點，我要提出兩個問題。首先，我的臨床經驗告訴我，某些成功的心理病態者，確實曾經遭受刑事司法體系的制裁，這是我選擇湯尼作為案例研究的原因。任何一個能建立起詐騙王國（包括信用合作社）、而且能在一個被殺人犯和所謂心理病態犯罪者所包圍的高安全戒護條件下生存的人，至少必定異常的狡猾。因此，「一名成功的心理病態者」，不必然是以能夠逃過法律制裁來定義。

不過，別聽我這麼說你就相信，請看看蒙羞的金融交易員李森（Nick Leeson）入獄後所接受的採訪。訪談中，他非常有效地將他怠忽職守的犯法行為，歸咎到他所任職銀行的管理文化。至少我們可以說，依據某人的犯行是否被揭露及因此受到處罰，用這種高度複雜的社會問題來斷定任何疾患，似乎有點武斷了。

但我的第二個問題，是關於心理病態者大體上「成功」或「不成功」，是一個合乎邏輯多於從經驗出發的概念。我不知道如果兩個人在神經生理學、執行功能和情緒化推理等層面的條件都不相同，那麼，他們是否真的算是同個類型的人？或者，他們能否有意義地被貼上相同的標籤？無論那個標籤叫「心理病態者」或其他名稱。的確，我不會特別想為所謂「成功的心理病態者」工作，但我願意每週、每月、每年或每世紀的每一天，都替像保羅那樣的人工作。事實上，我真的想和詹姆斯．法隆（嗨，吉姆！）共事。稍後我們會回頭說到他。

我們對於心理病態者之所以如此關注，部分原因在於，媒體總是這麼引導我們。令人喪氣的是，媒體上對心理病態的討論幾乎總是很偏頗，他們一再無意義地列舉出心理病態檢測的二十個項目，以填滿報紙的版面。然而，要使用這個檢測，必須擁有博士學位或者大量臨床訓練，參加由羅伯特．海爾本人認可、為期三天的課程，以及完成準確度在可接受範圍內的一組案例研究。如果只是擁有這份量表、而不具備用以描述它們的評分指標，就如同擁有「發現號」太空梭的零件列表一樣——好吧，至少是福斯金龜車——沒有專家協助的情況下，你儘可以試著去組合這些零件，但最有可能的結果是一團混亂。

即使媒體去採訪了某位專家，刊登出來的文章，終究還是會讓人產生誤解。心理分析、神經認知、遺傳等不同理論的觀點會呈現出相同的事物，但說到心理病態的起因和最佳的治療方式，卻有數量多到驚人的不同看法。還好，這絕非心理病態所獨有的現象，它同樣適用於自戀[5]。

其中最大的問題就是，許多研究者會發送出半有效的（意思是在研究中顯示與心理病態檢測在某程度基準上的一致）自陳報告式問卷給作為樣本的大學生，並利用這份問卷來推論關於心理病態者的基本資訊。而一旦有大學發表出包含「心理病態者」這個用語的新聞稿，媒體就跟著興奮起來。

可是，就像我們不會將「感到疲勞的人」（各位當父母的人？）與「慢性疲勞症候群」混淆在一起，如果我們將兩者混淆，診斷就不具備任何意義了。從這個邏輯出發，為什麼對於心理病態的認定，我們卻願意接受這種混淆？心理病態應該是一種連續的病症，當然，有些具有說服力的證據顯示，實際上去詢問心理病態者關於他們的病態心理，完全有別於使用量表所得到的量測結果——別忘了，他們可是病態的說謊者。[6]因此，或許我們該學到的重點是，至少我們目前對於心理病態的瞭解，已經大有進展了。

***

某些最有用處、最周全的心理病態者研究，出自諸如艾西・維汀（Essi Viding）等遺傳學者和遺傳流行病學家。維汀發現那些具備可預測出成年期心理病態、高度冷酷無情和不易動感情的特質的兒童，往往具有類似的遺傳輪廓。[7]但是，我不認為心理病態犯罪人會來自一個「足夠」安全穩定的家庭。基因遺傳或「性格」是重要的因素沒錯，然而，兒童的成長環境，才是造成差異的關鍵。的確，詹姆斯・法隆具備心理病態者的基因和大腦構造，但他對任何人來說，都不構成風險，而且他對社會的貢獻遠大於他多少疏遠了自己的孩子，以及希望惱人的晚餐客人「快點滾開」的事實。

因此，我認為對「心理病態」的術語、診斷過程和治療方法進行徹底的檢視，這些釜底抽薪的作法實在已經延誤了太久；但我也認為藉由PCL-R量表，心理病態主要會和犯罪行為捆綁在一起，這種作法在某些方面是有助益的。我承認這種作法在科學上有瑕玼，但在道德上，這遠比將某些半臨床性質、具有高度污辱性的診斷套在像法隆這樣的人身上，要好得多了。

當然，這完全不代表心理病態的犯罪人毋需為他們的所作所為負責。踏上改變之路的關鍵之一，是承認和瞭解你做錯了事，還有，你終究得為此負責，就像艾迪的情況。然而，我認為司法心理學和精神病學往往不夠留意社會脈絡，尤其是在許多提供心理病態矯正服務的英語系國家。

在英國，我們傾向於認為，面對心理病態和其他的心理疾患，就生物醫學的角度而言，只要我們有合適的神奇藥丸（包括心理治療或管理式的臨床團隊），就能解決這個問題。然而，其他國家對此事的態度，可就沒那麼不切實際，而是務實許多。舉例來說，在荷蘭，被診斷出有人格疾患的犯罪人會分派給個別的診所，這些診所通常位於這些個案的住家附近，在他們服刑期間全程提供照護和矯正服務。

我曾造訪過荷蘭的若干診所，但我特別記得二〇〇五年時拜訪了位於烏特勒支的范德・赫文診所（Van der Hoeven Kliniek）。這間診所最初由一位精神科醫師所創設，但一九九〇年代之後，這裡不再由精神病學家、心理學家或社會學家負責經營，而轉手給一位經濟學家。雖然它是在荷蘭司法部的支持下，為那些有心理疾患的犯罪人提供矯正的公益服務，但這裡所運作的一切都設法不去動用公家資源。這代表我在參觀時所見到的咖啡店、餐廳和接待處，都是由有犯罪史的病患親自經營。

診所的中央區域是一座大型廠房，病患依據個人製造契約，在這裡生產電動堆高機、電路板和車縫的皮革製品等物品，他們可因此獲得工資。當病患的安全風險降低到足以離開醫院時，他們會被分配到位於診所附近大樓裡的公寓入住，這麼一來，他們便可以繼續到工廠上班，並接受他們仍然需要的任何治療。

我記得在參觀診所的時候，彷彿為了證明這種運作模式的效力，診所員工對我做了一個非常荷蘭式的惡作劇。至少我覺得這是一場惡作劇。不過，或許他們不明白這種事哪有什麼不可思議之處。

當我參觀完病房和生活區，我順便加入了一場我以為的病患會議。會議中的人全都被診斷出有人格疾患或心理病態，加上嚴重的犯罪史；當中還有幾名工作人員。整場會議期間，有幾名病患起身離開，這種事在我的臨床療程中隨時會發生，所以我並沒有太在意。一直等到會議結束，每個人都起身離開了，我才明白原來這群人當中，根本沒有工作人員——工作人員是先前早已離開的那幾個。可能工作人員知道開這種會議根本不會有問題，所以沒有必要留在會議中監控情況。有一名我誤以為是工作人員的女子，事實上，她在青少年時縱火將父母給燒死在床上。

彷彿為了強調這種運作模式的意義，當天稍晚，混合病房甚至發生了一段小插曲。幾位男性病患起了爭執，其中一個變得具有攻擊性。如果在英國的醫院，這時一定警鈴大作，然後會有一群受過特訓的護士衝出來約束病患，將人帶進隔離病房，遠離他人。然而在這個范德．赫文診所，卻是由一群病患冷靜地要求這個男人跟他們一起去降階室*，這位病患照做了。傍晚交班時，一位工作人員滿不在乎地描述這位具有攻擊性的病患是一名「暴力型心理病態者」，彷彿這種事沒什麼大不了的。

待在烏特勒支的最後一天，我與診所的首席精神病學家和心理學家在主院區的公園裡散步，同時開了一個簡短的會議。我告訴他們，范德・赫文診所真令人感到驚奇！從他們的反應看來，他們似乎覺得理所當然。接著，我詢問他們這種模式的靈感來自何處。精神病學家咯咯笑著說，「我們曾在一九五〇年代參觀過韓德森醫院（Henderson Hospital），並從中借鏡了許多想法。」噢。我真希望我沒有開口。

是的，韓德森醫院是英國在一九四七年開設的一所精神病醫院。[8]這所醫院專門收治有人格疾患的男女，後來在二〇〇八年國家健保局重組時被關閉了，這意味著原本的照護機構再也無法資助病患的跨區照護。原來，英國早已發明了這種可稱之為「提供治療的社區」的模式，當中工作人員與病患之間的階級之分被徹底消除；但如今，我們似乎已全然將它遺忘。

寫到這裡，你或許好奇，為什麼這所荷蘭診所的故事如此重要？我認為這關係到「一般」或「足夠好」的人類發展，以及心理病態者一生中極難體驗到的類似事物。

* 譯注：降階室（de-escalation room）指讓人平靜下來的低刺激房間。

雖然心理病態者不具備愛、同情和同理心等基本概念的參考架構，但我們不能將他們當作小孩子來對待和重新塑造。我們必須提供他們一個場所，讓他們有機會自行發現這些概念的價值和意義。

有強力的證據顯示，如果及早介入，那些即便擁有最嚴重被忽視、受虐和創傷史的兒童，也能發展出正常的神經系統，並「預防」心理病態的發生。[9]對某些人來說，例如艾迪，就算給予他很有限的照護，也能對他造成改變。而對其他人來說，像保羅和傑森之類的人，我們所能期待最好的結果，或許是他們能夠展現更高程度的認知同理心，如此一來，即使他們無法同理別人，至少也能辨識別人的情緒。

儘管目前的證據依舊令人覺得混淆，也存在著悲觀氣氛，不過我認為，這有一部分原因，是因為我們一心想找到可以治療心理病態的「神奇藥丸」，無論是用來治療思覺失調症的真實藥物，或是某種心理療法，就像我們如今藉由認知行為治療來對付憂鬱症。但由於心理病態擁有複雜的成因，涉及基因、環境和神經心理學，因此很可能唯有藉由複雜的治療方式，才能夠收到成效。所以，重點在於創造一個允許產生健康發展的環境，並且避免讓像丹尼這樣的人待在不安全的環境，導致他們再度受創。

心理病態者需要獲得協助。如果只因為他們的大腦不按照「應該」的方式運作，而丟棄了這把鑰匙，或者更糟的是像美國某些州那樣處決心理病態者，會是一件非常可怕的事，除非我們的社會認定心理病態者本來就應該有不同的待遇，只因他們缺乏對別人的同理心。邱吉爾曾經說過，一個社會對待囚犯的態度，可以視為一種指標，用來衡量社會「儲備的實力」，以及給予失敗者（如艾迪）重返社會的餘地，而不會因為他們曾經違反法律便棄之不顧。

如同世界頂尖的心理病態專家詹姆斯．布雷爾（James Blair）在二〇一三年的演講中所強調的——所有的心理病態者，都應該得到幫助，[10]如果我們的社會體制，還是缺乏一個有效的架構來協助他們，那麼我們不僅辜負了這些有心理病態相關疾患的犯罪人，同時也辜負了那些因他們而受害的人。我們應該支持心理病態者做出更好的決定，讓他們變成更好的社會成員，並且發揮其才能，這是有可能辦到的事。

＊＊＊

當一個社會體制缺乏對心理病態者的支持，必然會造成的結果是，輔導一名心理病態者所得到的認可，簡直少之又少。我分享給你的這些個案，尤其是我與本書中稱作丹尼的年輕男子互動的經驗，相當深刻地影響了我，而且不盡然是正面的影響。這項工作有時會讓我做惡夢、出現身體症狀和嚴重的焦慮症。然而，每天都有數以千百計的司法精神病學家、心理學家、護士、監獄管理員、觀護人和社工人員在為心理病態者服務，全年無休。

大多數的時候，他們只是被期待要繼續幹活，沒有獲得適當的訓練或者可行的臨床模型，更別提各種大驚小怪的眼光，或者受到肯定。他們需要適當的監督和支持，以及更加瞭解這份工作的長期成效。開除和定罪那些被心理病態者操縱的工作人員，對任何人都沒有好處，因為這是整個系統的疏失。治療系統本應支持工作人員有效的完成工作，並且維護他們的安全。

精神分析學家稱那些在心理嚴重失調者身旁的工作團隊為「容器」：[11]他們是一種「包容」著失調行為的空間，藉此讓病患得以改變與被理解。而且就犯罪的病患而言，這也是一個社會保護的空間。然而，如果未經適當的設計和維護，這個容器不會有效，也不安全。總之，如果我們不能體認到任職於監獄和精神病院的工作人員需要大量特定的支持和訓練，那麼，社會上的每個人都將處於風險中。

***

二〇一五年，我被診斷出心理病態，於是我辭去了與犯罪人接觸的臨床工作。此後我的研究轉向探究如何藉由掌握成因，來瞭解和預防暴力行為的發生。在這個更大的框架中，心理病態並非那麼大的問題。我和同事建構出一種機器學習演算法來建立暴力成因的模型，心理病態名列在主要風險因素之後。真正的主要風險，是由那些未被治療的嚴重心理疾病、男性、憤怒、先前有暴力行為和暴力觀念所構成，而且，心理病態甚至還不是某人是否可能變得暴力的頭十個相關重要因素。

心理病態作為一體適用的樣板，只不過提供了一個說明，關於人為何會做出可怕事情的促成因素，在本質上並不足以解釋這個人在什麼時候、以及為何會犯下暴力罪行。心理病態不像色情狂之類的疾患，這類疾患的受害者和動機總是相同的。（色情狂會愛上他們的受害者並形成妄想，認為受害者也愛他們。任何威脅到這個妄想的人——通常是被害者真正的伴侶——會處於從被虐待到被殺害的種種風險中。）

心理病態不處理動機。在許多方面，用心理病態來解釋犯罪事件的前因後果，完全無法令人滿意，因為它的意義非常寬廣，沒有特殊的指向性。好比說，克萊克利認為它是用來診斷為何某些個案特別難以相處的指標，而羅伯特．海爾則認為，它是瞭解某些囚犯為何如此難以矯治的解釋。一層層的學術研究、迷思和媒體猜測，已經掩埋掉那些相對不起眼的根源。

至於那些我曾經接觸過的心理病態者，我相信他們全都是被早年經驗給「創造」出來的，這些經驗在某個重要層面出現了深刻而嚴重的差錯，包括父母親對孩子「不夠稱職」，因為他們過於關注自己的生活；虐待者被容許進入家庭網絡；或者，一個根本無力包容年輕人失調行為的照護系統等等。然而，越來越多的研究結果顯示，如果給予那些反社會和行為失調的年輕人以正確的支持，他們是很有可能改變的，例如一個在家庭、學校和警方三者的邊界上運作的多元系統治療，就能讓兒童和年輕人遠離監獄；[12]以及那些鎖定特定虐待模式的密集介入。[13]

問題不在於我們沒有辦法提供幫助，而在於心理病態者不知道應該尋求幫助，就像艾迪直到最後一刻才開口求助，幾乎就在危險邊緣。此外，身為助人工作者，我們非常不擅長勇敢地率先伸出援手，而無視於被拒絕時那微乎其微的痛苦。（說勇敢，是因為我們知道，當我們伸出援手時很有可能被當面拒絕。）

心理病態作為一種概念和診斷，是一件非常複雜且過度被簡化的事。它描述一種匱乏，缺少了某種事物——相信其他人憑自身條件而具有價值——某種讓健康的個體得以從每日生活中獲得極大的富足和滿足感的事物。然而，它同時也是一種可以適用於各色人等的描述，從混亂、自我憎惡的年輕個案如丹尼，到高功能的操縱者如湯尼，或者無悔意的殺人兇手如安琪拉。

又如詹姆斯．法隆這般聰明且專心致志的人，似乎也跟心理病態犯罪人有著相同的大腦構造，但其不良效果僅止於有點討厭社交罷了。一個設法想將這些形形色色的人歸類在一起的概念，究竟能有多大的用處？還有在世界上的某些地方，一個如此具有彈性的概念，竟然可以用來斷人生死，這又是多麼令人擔憂的事？

某個人之所以犯下重罪的原因，往往是獨特、複雜且難以揭露的，這正是為什麼最好看的犯罪驚悚片總像在挖掘犯罪者心理的考古學，往前溯源，逐漸剝開那唯一能讓事情說得通的層層經驗和情緒——這些才是真正造就出心理病態者的事物，而非那些藉由檢測所得到的診斷。

本書注釋

作者序

1. 位於格拉斯哥的巴連尼特殊單位（Barlinnie Special Unit）和格倫登皇家監獄（Shuker and Sullivan, 2010），是所有矯治心理病態與極其殘暴的犯罪人的相關機構中，僅有的兩個成功例子。

引言

1. 事實上，這項指控也不幸地適用於許多被診斷出有人格疾患的人。參看NIHME,

2003或Centre for Mental Health, 2018。

2. Rice and Harris, 1997.

第一章：心理病態的面具

1. Hare, 1991.
2. Ronson, 2011.
3. Huchzermeir, et al., 2008.
4. Viding, et al., 2001.
5. Blonigen, et al., 2006.
6. Cleckley, 1941.
7. Hare, 1980.
8. Ratiu, et al., 2004.
9. Macmillan, 2000.
10. Gale, et al., 2018.

11. Campbell-Meiklejohn, et al., 2012.
12. Blair, 2007.
13. Igoumenou, et al., 2017.
14. Fallon, 2013.
15. 我是在心理學家約翰・鮑比（John Bowlby）所提出「依附理論」的特定意義下，使用這個詞彙，現今這個概念已經屬於普及的知識，尤其在父母親之間；但這種行為模式本身與心理病態有關（e.g. Bowlby, 1946）。
16. Nelson, 1994.
17. Rule, 1980.
18. Greenacre, 1945.
19. Frick and White, 2008.
20. Logan, 2011.
21. Forouzan and Cooke, 2005.
22. Quinsey, 2002.
23. Klein Tuente, et al., 2014.

24. Myers, Gooch and Meloy, 2005.
25. Douglas, Vincent and Edens, 2006, Camp, Schmitt, Smith and Newman, 2013.
26. Coid, Freestone and Ullrich, 2012.
27. Harris and Rice, 2006.

第二章 殺手保羅

1. Coid, et al., 2009.
2. Jackson, Craig, 'Nurse suspended over claims of inappropriate relationships with patients at secure Scots hospital,' *The Scottish Sun*, 19 October 2019, https://www.thescottishsun.co.uk/news/4856692/rowanbank-clinic-glasgow-nurse-nhs/.

第三章 騙子湯尼

1. For more on this sub-type see Heaver, 1944.

2. Office for National Statistics, 2018.

第四章 說謊者傑森

1. Cuellar, Snowden and Ewing, 2007.
2. Mental Health Act (UK), 1983.
3. Li, Kelley, Evans and Lee, 2011.
4. Shao and Lee, 2017.
5. Garrett, et al., 2016.

第五章 寄生蟲亞瑟

1. Jolly, Jasper, 'Breaking Out: A man's redemption through rowing,' *Row 360*, 29 January 2016.
2. MacAvoy and Turley, 2016.

第六章　邊緣人丹尼

1. 這個想法最早由安娜・佛洛伊德（Anna Freud）(1936)提出。
2. Coid, et al., 2006.

第七章　無悔意者安琪拉

1. 一九九二年布命—庫柏提出關於高安全心理健康照護機構的調查報告（參看Blom-Cooper, Brown, Dolan and Murphy, 1992），強烈批評高安全戒護醫院「如監獄般」的文化將治療的效果給犧牲掉了，以及監獄管理員協會（POA）對於照護方式所造成的影響。此後，傳統的白色制服被廢除，在安全戒護醫院執勤的工作人員開始穿著非正式服裝。
2. 這個看法可能讓擔任郡法院官員的功過因種族主義而遭到調查，參看Markon & McCrummen, (2010)。
3. Knight, Coid and Ullrich, 2017.

4. Maverty, 2014.
5. Boyd, 1993.
6. Arrigo and Griffin, 2004.
7. Strand and Belfrage, 2005.
8. 關於心理病態者是如何以不同的方式學習，相關的討論可參看Blair, et al., 2004，或Ling & Raine, 2018。

第八章　彌補者艾迪

1. Felitti, et al., 1998.
2. Lerman and Iwata, 1995.
3. 「消弱」是俄國心理學家巴甫洛夫（Ivan Pavlov）提出的概念，意指特定制約反應的逐漸消失（例如巴甫洛夫的狗在聽到鈴聲時，會分泌唾液和期待食物）——如果獎賞太久沒有出現，該反應終將消失。參看VanElzakker, et al., 2014。
4. Prochaska and DiClemente, 1992.

第九章 形成心理病態的社會脈絡

1. Babiak and Hare, 2006.
2. Crick and Grotpeter, 1995.
3. Ishikawa, et al., 2001.
4. Gao and Raine, 2010.
5. Freestone, Osman and Ibrahim, 2020.
6. Brinkley, Schmitt, Smith and Newman, 2001.
7. Viding, Blair, Moffitt and Plomin, 2005.
8. 欲詳細了解韓德森醫院及其臨床模型，參看Manning, 1989。
9. Perry and Szalavitz, 2017.
10. Sutton, 2012.
11. Rosenbaum and Garfield, 1996.
12. Johnides, Borduin, Wagner and Dopp, 2017.
13. Perry, 2006.

參考資料

- Arrigo, B. A. and Griffin, A. (2004). Serial murder and the case of Aileen Wuornos: attachment theory, psychopathy, and predatory aggression. *Behav Sci Law*, 22(3): 375–393.
- Babiak, P. and Hare, R. D. (2006). *Snakes in suits: When psychopaths go to work*. New York: Regan.
- Bateman, A. and Fonagy, P. (2010). *Mentalizationbased treatment for borderline personality disorders*. Oxford: Oxford University Press.
- Blair, J. (2007). Dysfunctions of medial and lateral orbitofrontal cortex in psychopathy. *Ann N Y Acad Sci*, 1121: 461–479.
- Blair, J., Mitchell, D. and Blair, K. (2005). *The psychopath: Emotion and the brain.*

London: Wiley-Blackwell.

- Blair, J., Mitchell, D.G., Leonard, A., Budhani, S., Peschardt, K.S., Newman, C., (2004).
- Passive avoidance learning in individuals with psychopathy: modulation by reward but not by punishment. *Personality and Individual Differences*, 37, 1179–1192.
- Blom-Cooper, L., Brown, M., Dolan, R. and Murphy, E. (1992). *Report of the committee of inquiry into complaints about Ashworth Hospital*, Cmnd 2028, vols 1 and 2. London: HMSO.
- Blonigen, D. M., et al. (2006). Continuity and change in psychopathic traits as measured via normalrange personality: A longitudinal- biometric study. *J Abnorm Psychol*, 115(1), 85–95.
- Boyd, C. J. (1993). The antecedents of women's crack cocaine abuse: Family substance abuse, sexual abuse, depression and illicit drug use. *J of Subst Abuse* Treat, 10(5): 433–438.
- Bowlby, J. (1969). *Attachment. Attachment and Loss: Vol. 1 Attachment* (2nd edn). New York: Basic Books.

- Bowlby, J. (1946). *Forty-four juvenile thieves: Their character and home-life* (2nd edn). London: Bailliere, Tindall and Cox.
- Brinkley, C. A., Schmitt, W. A., Smith, S. S. and Newman, J. P. (2001). Construct validation of a self-report psychopathy scale: Does Levenson's self-report psychopathy scale measure the same constructs as Hare's psychopathy checklist-revised? *Pers*, 31(7): 1021–1038.
- Camp, J. P., et al. (2013). Psychopathic predators? Getting specific about the relation between psychopathy and violence. *J Consult Clin Psychol*, 81(3), 467–480.
- Campbell-Meiklejohn, D. K., Kanai, R., Bahrami, B., Bach, D. R., Dolan, R. J., Roepstorff, A., . . . & Frith, C. D. (2012a). Structure of orbitofrontal cortex predicts social influence. *Current Biology*, 22, 123–124.
- Centre for Mental Health, Royal College of Nursing, British Association of Social Workers, Royal College of General Practitioners, The British Psychological Society, Anna Freud National Centre for Children and Families, MIND and Barnet, Enfield and Haringey NHS Trust (2018). *"Shining light in the dark corners of people's lives": The*

consensus statement for people with complex mental health difficulties who are diagnosed with a personality disorder. London: MIND.

- Cleckley, H. M. (1941). *The mask of sanity*. St Louis: C. V. Mosby.
- Coid, J., et al. (2006). Prevalence and correlates of personality disorder in Great Britain. *Br J Psychiatry*, 188(5): 423–431.
- Coid, J., Yang, M., Ullrich, S., Roberts, A., Moran, P., Bebbington, P., . . . Singleton, N.(2009). Psychopathy among prisoners in England and Wales. *International Journal ofLaw and Psychiatry*, 32(3), 134–141.
- Coid, J. and Yang, M. (2008). The distribution of psychopathy among a household population: categorical or dimensional? *Soc Psychiatry Psychiatr Epidemiol*, 43(10): 773–781.
- Coid, J., Freestone, M. and Ullrich, S. (2012). Subtypes of psychopathy in the British household population: Findings from the national household survey of psychiatric morbidity. *Soc Psychiatry Psychiatr Epidemiol*, 47(6): 879–91.
- Cooke, (1989). Containing Violent Prisoners: An Analysis of the Barlinnie Special Unit.

The British Journal of Criminology, 29(2): 129–143.
- Crick, N. R. and Grotpeter, J. K. (1995). Relational aggression, gender, and social-psychological adjustment. *Child Dev*, 66(3): 710–722.
- Cuellar, A. E., Snowden, L. M. and Ewing, T. (2007). Criminal records of persons served in the public mental health system. *Psychiatr Serv*, 58(1): 114–120.
- Douglas, K. S., Vincent, G. M. and Edens, J. F. (2006). Risk for criminal recidivism: The role of psychopathy. In Patrick, C. J. (ed.), *Handbook of psychopathy*. Guilford: The Guilford Press, 533–554.
- Fallon, J. (2013). *The psychopath inside: A neuroscientist's personal journey into the dark side of the brain*. London: Penguin.
- Felitti, Vincent J., et al. (1998) Relationship of childhood abuse and household dysfunction to many of the leading causes of death in adults. *Am J Prev Med*, 14(4): 245–258.
- Forouzan, E. and Cooke, D. J. (2005). Figuring out la femme fatale: Conceptual and assessment issues concerning psychopathy in females. *Behav Sci Law*, 23(6): 765–778.

- Freestone, M., Osman, M. and Ibrahim, Y. (in press, 2020). On the uses and abuses of narcissism for public health. *Br J Psychiatry*.
- Freud, A. (1936) *The Ego and Mechanisms of Defence*. London: Routledge.
- Frick, P. J. and White, S. F. (2008). Research review: The importance of callous-unemotional traits for developmental models of aggressive and antisocial behaviour. *J Child Psychol Psychiatry*, 49(4): 359–375.
- Gale C., et al. (2018). Neonatal brain injuries in England: Population-based incidence derived from routinely recorded clinical data held in the National Neonatal Research Database. *Arch Dis Child Fetal Neonatal Ed*, 103(4): F301–F306.
- Gao, Y. and Raine, A. (2010). Successful and unsuccessful psychopaths: A neurobiological model. *Behav Sci Law*. 28(2): 194–210.
- Garrett, N., et al. (2016). The brain adapts to dishonesty. *Nat Neurosci*, 19: 1727–1732.
- Greenacre, P. (1945). Conscience in the psychopath. *Am J Orthopsychiat*, 15(3): 495–509.
- Hare, R. D. (1980). A research scale for the assessment of psychopathy in criminal

populations. *Personality and Individual Differences*, 1(2): 111–119.

- Hare, R. D. (1998). The Hare PCL-R: Some issues concerning its use and misuse. *Leg Criminol Psychol*, 3(Pt 1): 99–119.
- Hare, R. D. (1991). *The Psychopathy Checklist: Revised*. Toronto: Multi-Health Systems.
- Harris, G. T. and Rice, M. E. (2006). Treatment of psychopathy: A review of empirical findings. In Patrick, C. J. (ed.), *Handbook of psychopathy*. Guilford: The Guilford Press, 555–572.
- Heaver, W. L. (1944). A study of forty male psychopathic personalities before, during and after hospitalization. *Amer J Psychiat*, 100(3): 342–346.
- Huchzermeier C., et al. (2008). Are there age-related effects in antisocial personality disorders and psychopathy? *J of Forensic Leg Med*, 15(4): 213–8.
- Igoumenou, A., et al. (2017). Faces and facets: The variability of emotion recognition in psychop athy reflects its affective and antisocial features. *J Abnorm Psychol*, 126(8): 1066–1076.
- Ishikawa, S. S., et al. (2001). Autonomic stress reactivity and executive functions in

successful and unsuccessful criminal psychopaths from the community. *J Abnorm Psychol*, 110(3), 423–432.

- Johnides, B. D., Borduin, C. M., Wagner, D. V. and Dopp, A. R. (2017). Effects of multisystemic therapy on caregivers of serious juvenile offenders: A 20-year follow-up to a randomized clinical trial. *J Consult Clin Psychol*, 85(4): 323–334.
- Klein Tuente, S., de Vogel, V. and Stam, J. (2014). Exploring the criminal behavior of women with psychopathy: Results from a multicenter study into psychopathy and violent offending in female forensic psychiatric patients, *Int J Forensic Ment Health*, 13(4): 311–322.
- Knight, B., Coid, J. W. and Ullrich, S. (2017). Non-suicidal self-injury in UK prisoners, *Int J Forensic Ment Health*, 16(2): 172–182.
- Lerman, D. C. and Iwata, B. A. (1995). Prevalence of the extinction burst and it's attenuation during treatment. *J Appl Behav Anal*, 28(1), 93–94.
- Levin, J. and Wiest, J. B. (2018). *The Allure of Premeditated Murder: Why Some People Plan to Kill*. Lanham, MD: Rowman and Littlefield.

- Li, A. S., Kelley, E. A., Evans, A. D. and Lee, K. (2011). Exploring the ability to deceive in children with autism spectrum disorders. *J Autism Dev Disord*, 41(2), 185–195.
- Ling, S. & Raine, A. (2018) The neuroscience of psychopathy and forensic implications, *Psychology, Crime & Law*, 24:3, 296–312.
- Logan, C. (2011). La femme fatale: The female psychopath in fiction and clinical practice. *MHRJ*, 16(3): 118–127.
- MacAvoy, J. and Turley, M. (2016). *Redemption: From iron bars to ironman*. Worthing: Pitch Perfect.
- Macmillan, M. (2000). *An odd kind of fame. Stories of Phineas Gage*. Boston: MIT Press.
- Manning, N. (1989). *The therapeutic community movement: Charisma and routinisation*. London: Routledge.
- Markon, J., McCrummen, S. (2010) *Judge blocks some sections of Arizona Law*. Washington: *The Washington Post*.
- Maverty, J. (director). (2014). *Deadly Women: Heartless*, season 7, episode 9. Sydney,

Australia: Beyond International.

- Meloy, J. R. (2001) *The mark of Cain: Psychoanalytic insight and the psychopath* (Kindle edn). London: Routledge.
- Mental Health Act (UK) (1983). Section 1. Retrieved from http://www.legislation.gov.uk/ukpga/1983/20/contents.
- Myers, W. C., Gooch, E. and Meloy, J. R. (2005). The role of psychopathy and sexuality in a female serial killer. *J Forensic Sci*, 50(3): 652–657.
- Nelson, P. (1994). *Defending the devil: My story as Ted Bundy's last lawyer*. New York: William Morrow.
- National Institute for Mental Health in England (NIHME), (2003). *Personality Disorder: No Longer a Diagnosis of Exclusion*. London: Department of Health.
- Office for National Statistics, UK (2018). *Sexual offending: Victimisation and the path through the criminal justice system*. London: Office for National Statistics.
- Perry, B. D. (2006). Applying principles of neurodevelopment to clinical work with maltreated and traumatized children: The neurosequential model of therapeutics. In

Webb, N. B. (ed.), *Social Work Practice with Children and Families: Working with traumatized youth in child welfare*. Guilford: Guilford Press, 27–52.

- Perry, B. D. and Szalavitz, M. (2017). *The boy who was raised as a dog, and other stories from a child psychiatrist's notebook: What traumatized children can teach us about loss, love, and healing* (3rd edn). London: Basic Books.
- Prochaska, J. O. and DiClemente, C. C. (1992). Stages of change in the modification of problem behaviors. *Prog Behav Modif*, 28: 183–218.
- Quinsey, V. L. (2002). Evolutionary theory and criminal behavior. *Leg Criminol Psychol*, 7(1): 1–13.
- Ratiu, P., et al. (2004). The tale of Phineas Gage, digitally remastered. *J Neurotrauma*, 21(5): 637–43.
- Rice, M. E. and Harris, G. T. (1997). Cross-validation and extension of the violent risk-appraisal guide for child molesters and rapists. *Law and Hum Behav*, 21(2): 231–38.
- Ronson, J. (2011). *The Psychopath Test*. London: Picador.
- Rosenbaum, B. and Garfield, D. (1996), Containers, mental space and psychodynamics.

Br *J Med Psychol*, 69(Pt 4): 281–297.

- Rule, A. (1980). *The stranger beside me: The shocking inside story of serial killer Ted Bundy*. London: Sphere.
- Shao, R. and Lee, T. M. C. (2017). Are individuals with higher psychopathic traits better learners at lying? Behavioural and neural evidence. *Transl Psychiatry*, 7(7): e1175.
- Shuker, R. and Sullivan, E. (2010). *Grendon and the Emergence of Forensic Therapeutic Communities*. London: John Wiley & Sons, Ltd.
- Strand, S. and Belfrage, H. (2005). Gender differences in psychopathy in a Swedish offender sample. *Behav Sci Law*. 23(6): 837–850.
- Sutton, J. (2012). 'Patients with the disorder deserve to be helped'. *The Psychologist*. 25: 212–213.
- VanElzakker, M. B., et al. (2014). From Pavlov to PTSD: The extinction of conditioned fear in rodents, humans, and anxiety disorders. *Neurobiol Learn Mem*, 113: 3–18.
- Viding, E., Blair, R. J., Moffitt, T. E. and Plomin, R. (2005). Evidence for substantial genetic risk for psychopathy in 7-year-olds. *J Child Psychol Psychiatry*, 46(6): 592–597.

誌謝

這本書是我多年來和一些心理病態的個案，以及相關出版者進行一些有趣互動下的產物。我非常感謝所有這些人的經驗和協助。

首先，我要感謝我在Ebury出版社的編輯Emma Smith，她對於《追殺夏娃》的幕後工作展現了極大的好奇心，並對我抱持著不可動搖的神奇信心。儘管我一再對截稿時間感到恐慌，不知該如何寫出一本受人歡迎的科普讀物，而且不停對每件事情表達歉意。在寫作方面，她的意見和指導，讓本書的品質大幅提升。我也感謝文字編輯Charlotte Cole，她讓這一本事後看起來似乎廢話連篇的書，顯得大部分的內容都很有意義。

比起我能提供給她的，Helen Czerski對我來說是更好的資源和幫助，儘管她對此難以置信。所以我承認她比我優秀，卻絲毫不覺得難受。她在我的寫作過程中提供我不少靈感和刺激，包括介紹我認識Janklow & Nesbit作家經紀公司的Will Francis，他給予我無可取代的鼓勵、務實的作法，以及幫助本書問世的幕後協商。

在寫作初期，我的好友Jessica Gregson提供我關於寫書的最好建議，可簡化成一句話：「儘管寫就是了，寫完之後再來擔心。」在我只寫出八千字、但截稿時間只剩幾個月的當下，那正是我需要的建議。倫敦大學瑪麗王后學院的Hannah Jones、Georgina Mathlin和Landon Kuester，從我醉醺醺地透露寫作計畫開始（書名《追殺史蒂夫》〔'Killing Steve'〕）便對本書展現高度的興趣，而且默默的鼓勵我。我希望我沒有令他們失望。

此外，還有許多人以不同的方式對本書做出貢獻。首先是書中簡單被稱作「艾迪」的人，他不只是以他作為主角章節的主要人物，就他的故事、他寬容的精神和幽默感這點而言，他也是個鼓舞人心的人。Lara Griffiths非常慷慨地貢獻時間，幫助我促成某些故事的方向，而Celia Taylor博士大力的支持我，我們已經共事了十一年的時光。

Cleo Van Velsen對我在思考心理病態和人格疾患的層面上，發揮了龐大的影響力。她是存在於書中的某個睿智聲音和見解的來源。她同情那些受到大眾排斥的人。Jeremy Coid也以複雜的方式影響了我的思維，儘管有時我不確定他是否相信有「心理病態者」這回事。

Sid Gentle電影公司的《追殺夏娃》工作團隊對我十分親切和尊重，對此我特別感謝Henrietta Colvin、Phoebe Waller-Bridge、Emerald Fennell、Elinor Day、Lee Wildman、Chrissie Broadway和Sally Woodward Gentle。Vicky Jones在幕後負責這一切，她應該居於首功。Dan Crinnion——從前被埋沒，但現在成為獲得艾美獎提名的剪輯師——他總是在劇組聚會上罩著我，以父親般的沉穩態度和我談話。Adeel Akhtar是絕佳的工作伙伴，我們一起塑造出Martin這個人物，不過現在大家都以為Martin是以我為範本，到底怎麼回事？

我也要感謝Ebury出版社的Amandeep Singh，還有Luna Centifanti、Alice Vincent、

Rebecca Nicholson、Sophia Milsom、Claire Jones (nee Moore)、Sarah Linton、Nicola & Victoria Larder和Rob Williams的建議，激發我深入思考這項工作。

我的妻子洛特對我的寫作計畫展現出無比的耐心和諒解，每每在沒有我（一個公認笨拙的人）在身邊的夜晚與週末，無怨無悔稱職地負擔起我們兩個孩子的教養責任。我深愛她，如果沒有她，這本書不可能完成。

創造一個心理病態：七種最危險的暗黑心靈

MAKING A PSYCHOPATH: My Journey into 7 Dangerous Minds

作　　者　馬克·佛里史東（Mark Freestone）
翻　　譯　林金源
封面設計　萬勝安
內頁排版　高巧怡
行銷企劃　林瑀、陳慧敏
行銷統籌　駱漢琦
業務發行　邱紹溢
營運顧問　郭其彬
責任編輯　李嘉琪
總 編 輯　李亞南
出　　版　漫遊者文化事業股份有限公司
地　　址　台北市松山區復興北路331號4樓
電　　話　（02）2715-2022
傳　　真　（02）2715-2021
服務信箱　service@azothbooks.com
網路書店　www.azothbooks.com
臉　　書　www.facebook.com/azothbooks.read
營運統籌　大雁文化事業股份有限公司
地　　址　台北市松山區復興北路333號11樓之4
劃撥帳號　50022001
戶　　名　漫遊者文化事業股份有限公司
初版一刷　2022年3月
定　　價　台幣380元

ISBN　978-986-489-598-4

國家圖書館出版品預行編目 (CIP) 資料

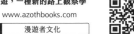

創造一個心理病態/ 馬克. 佛里史東(Mark Freestone) 著 ; 林金源譯. -- 初版. -- 臺北市 : 漫遊者文化事業股份有限公司出版 : 大雁文化事業股份有限公司發行, 2022.03
面；　公分
譯自 : Making a psychopath : my journey into seven dangerous minds
ISBN 978-986-489-598-4(平裝)
1.CST: 精神病學 2.CST: 心理病態人格 3.CST: 反社會人格 4.CST: 個案研究
415.95　　111001973

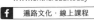